U0110783

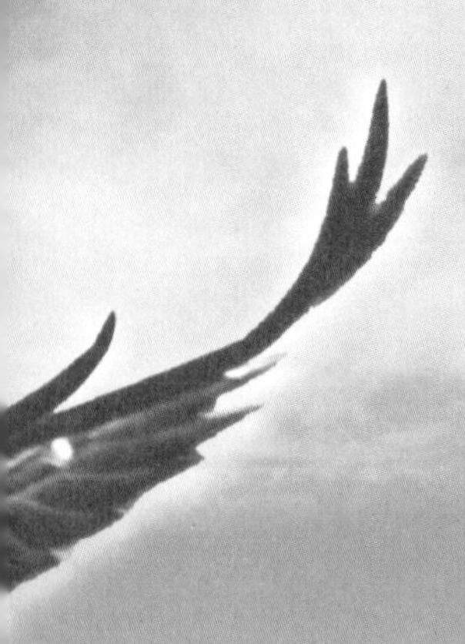

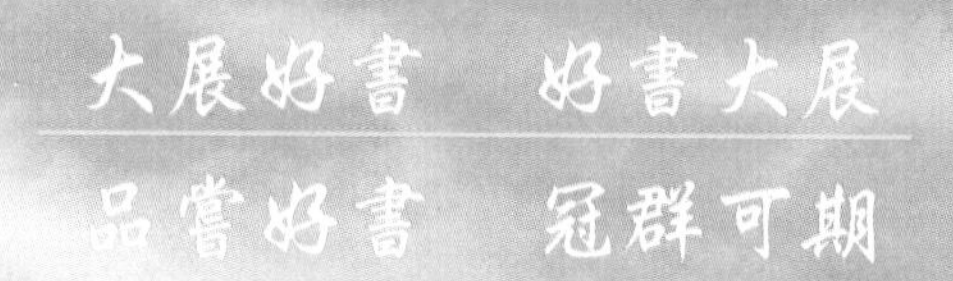
大展好書　好書大展
品嘗好書　冠群可期

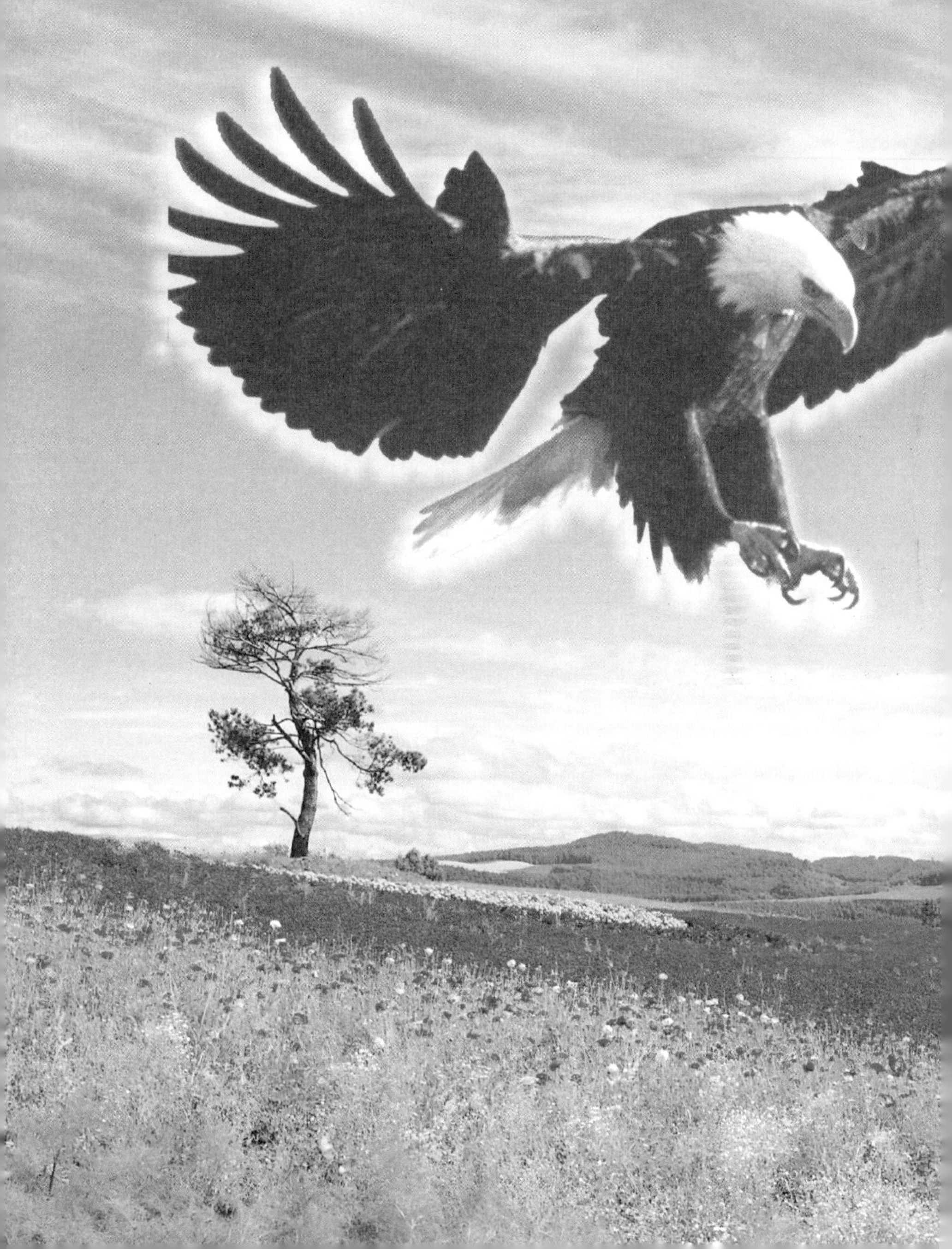

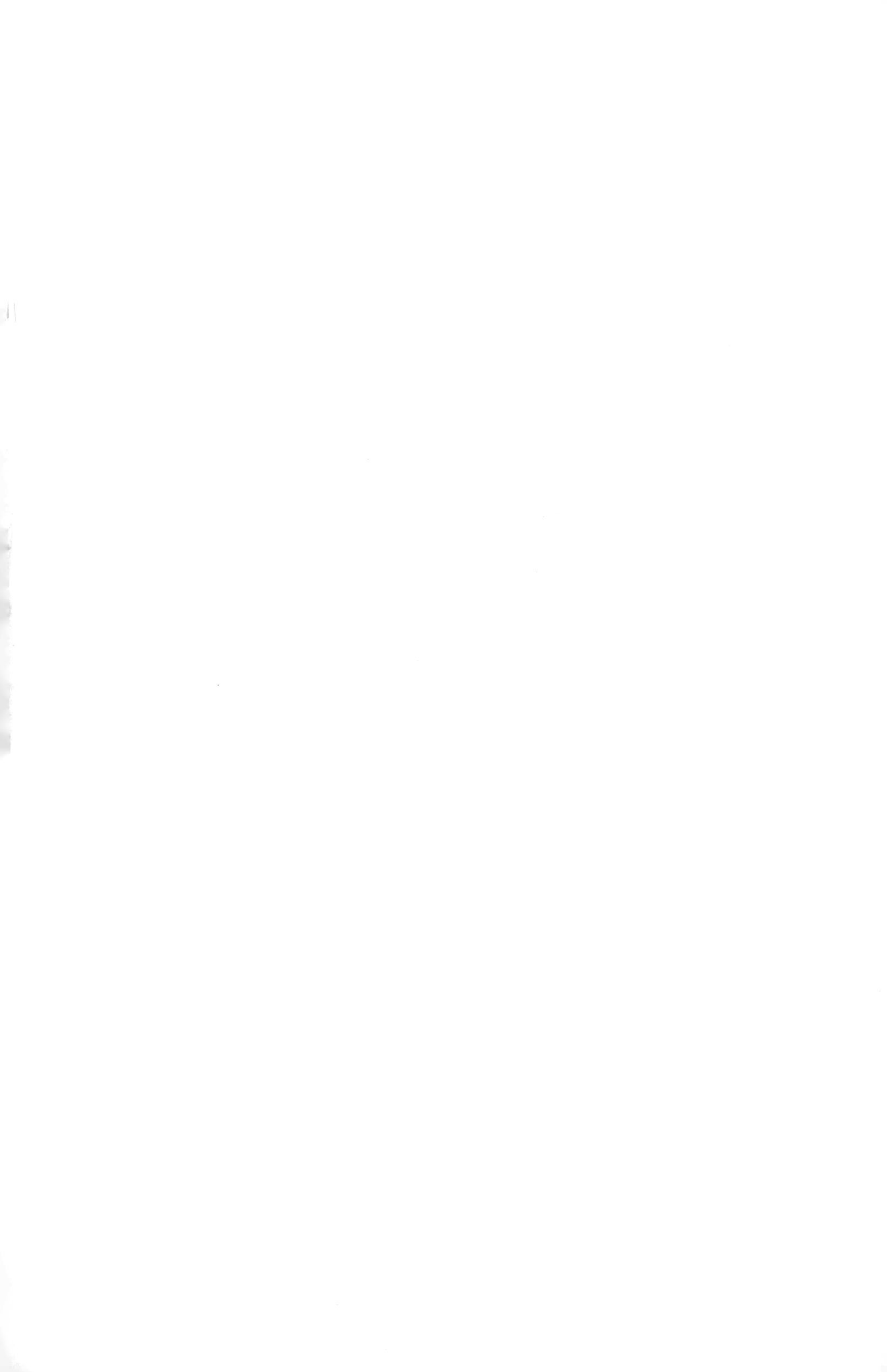

健康加油站24

越吃越長壽

郭武備、張靜茹 編著

大展出版社有限公司

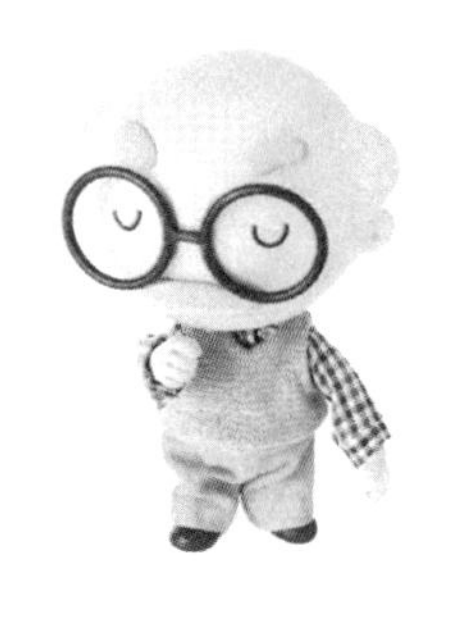

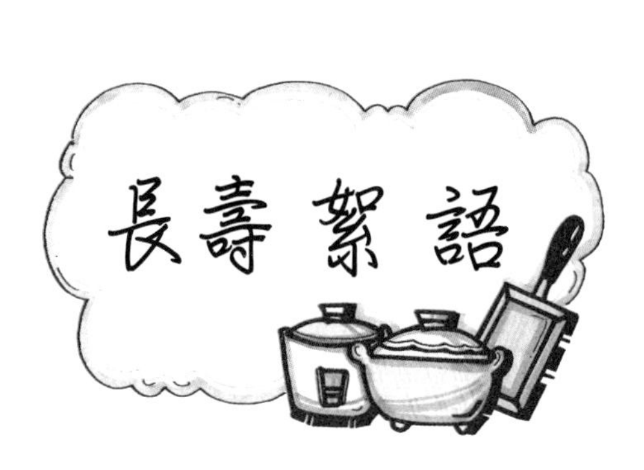

我是「長壽」，人人都對我嚮往，想盡一切辦法變成我，可是你知道最簡單的辦法是什麼嗎？

那就是**吃！**

影響老年人壽命和健康的因素是多方面的，而膳食營養則是重要方面。人類要延長生命，就要不斷地透過吃來汲取膳食中的營養素，以補充身體組織中時刻被耗損的能量。吃是生命活動的表現，是健康長壽的保證，飲食與營養是人類賴以生存的物質基礎，飲食營養的好壞直接影響到老年人的身體健康、抗病能力和壽命的長短。因而，吃飯講營養已成了當今社會的共識。

然而，在營養的具體理念上都存在著一定的誤區。一些人盲目趕時髦，攀高檔，談吃必選山珍海味，論補獨挑參茸杞龜。殊不知人體對膳食的需求是多方面的，名貴並不等於營養，珍稀也代替不了滋補。更何況還有病從口入的一面呢。

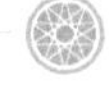

古往今來的事實證明，飫甘饜肥者絕少高壽，而粗茶淡飯者卻能長命百歲。

為了讓人們變得會吃，編者寫了這本小冊子。在這本小冊子裡，編者從老年人的生理特點出發，對老年人的合理營養、四季食補、食物保健、飲食宜忌、常見病飲食調養和中醫食療等方面進行了較為全面的介紹。

您不妨翻翻看看，也許您會得到預防衰老、延年益壽、防病治病的飲食指導，變得越來越像「我」了……

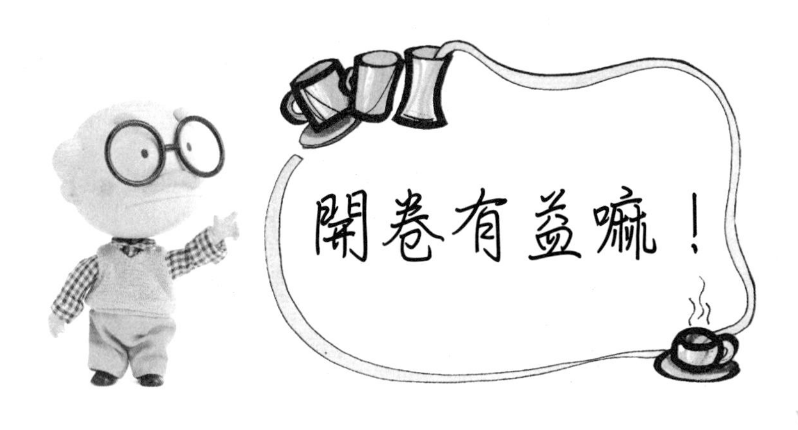

目錄

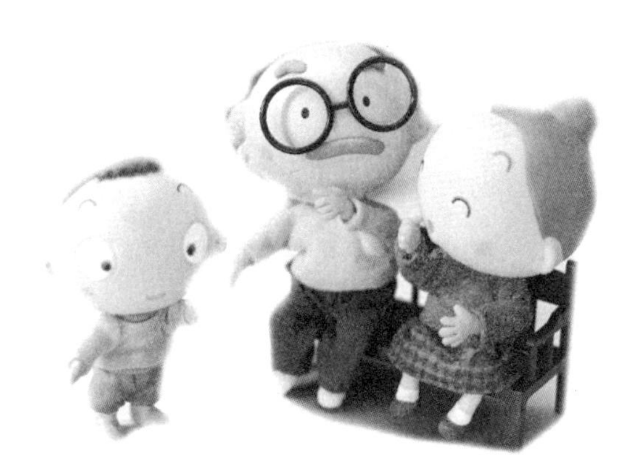

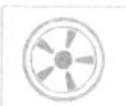
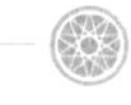

抗衰巧擇食

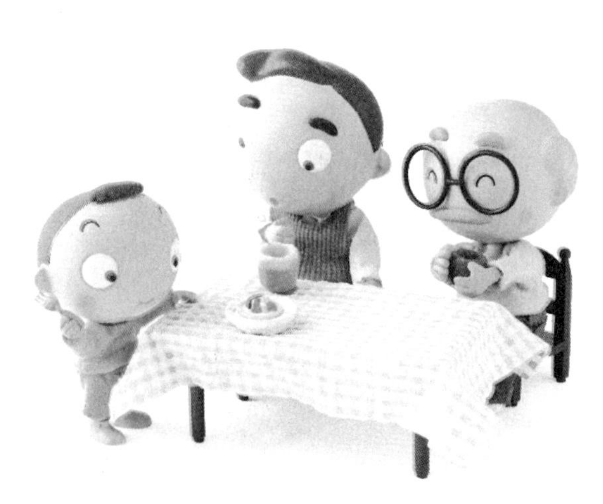

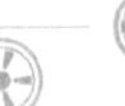
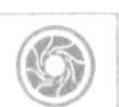

飲食巧宜忌

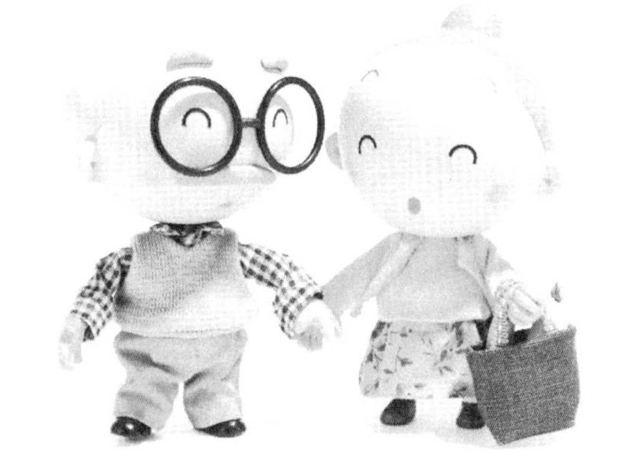

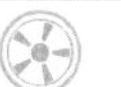
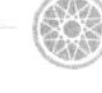

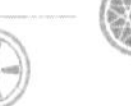
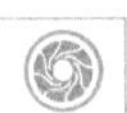

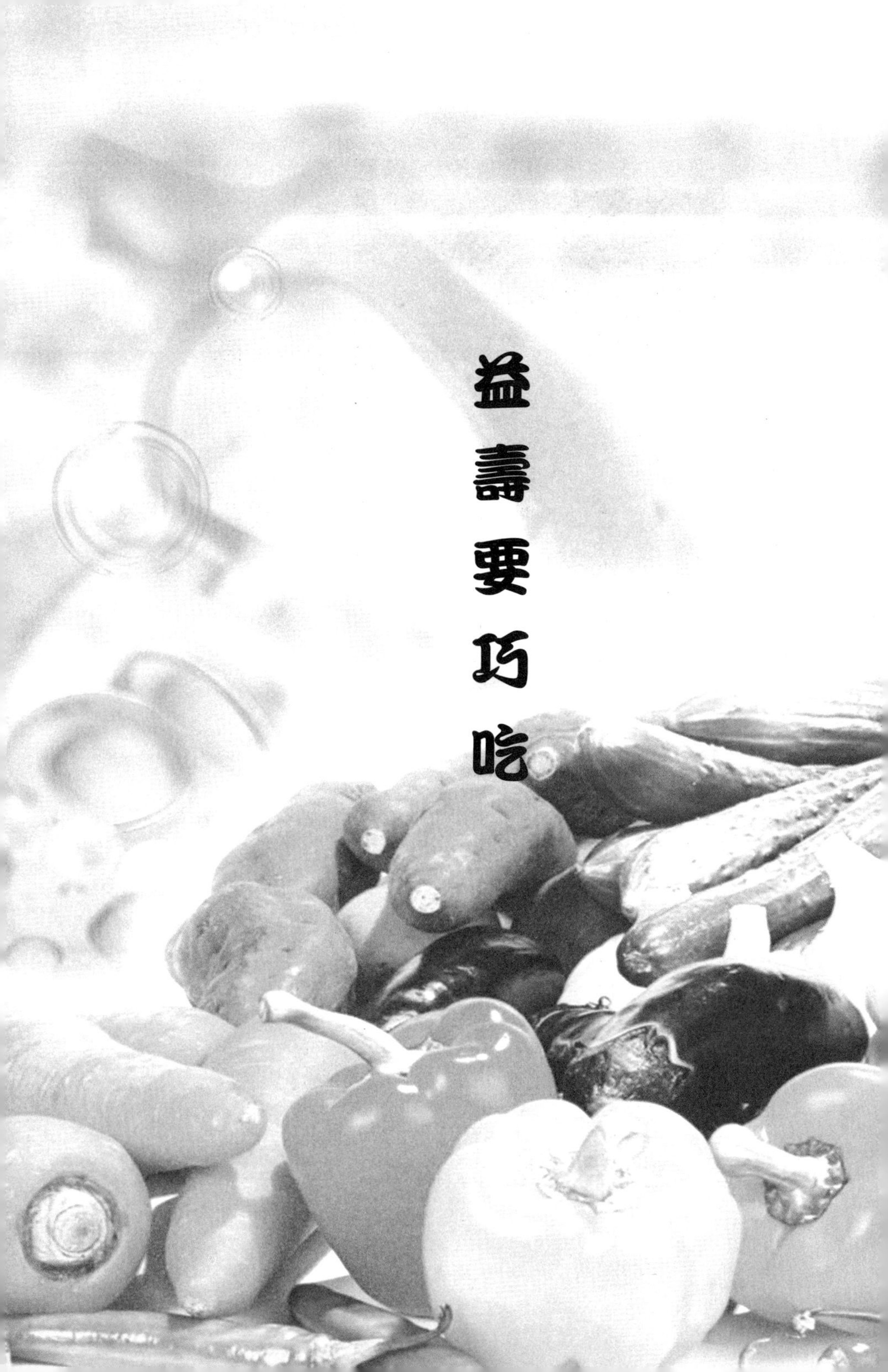

益壽要巧吃

長壽飲食巧注意

頤養天年，延年益壽是眾望所歸。那麼，老年人應如何透過飲食補充足夠的營養呢？

控制膽固醇攝入

維護心血管健康，是老年人保持精力充沛和體能旺盛的重要飲食原則。因此，在維持正常體重的前提條件下，應注意選擇食物。

具體方法是：嚴格限制進食含高膽固醇食物，如各種動物性脂肪（鴨油、魚油除外）、動物臟腑類食品、蛋黃、魚子、魷魚、蟹、黃油、奶油和巧克力等；避免過多地攝取鹽分；除椰子油外，多選食不飽和脂肪酸含量較高的植物油，這些油中還含有增進血管健康，抵抗老化的維生素E。

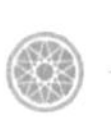

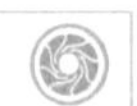

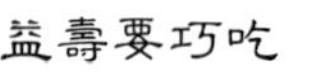

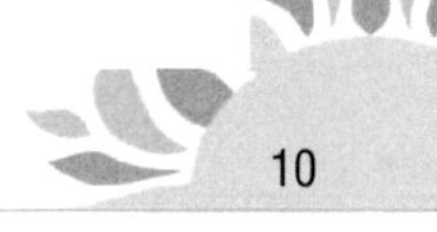

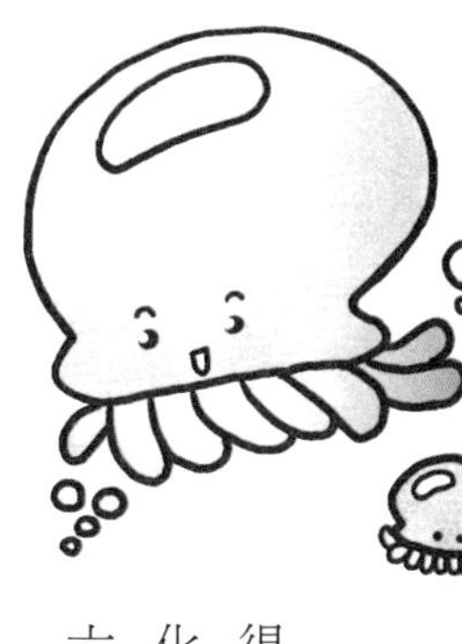

●控制總能量攝入

正常情況下，人體的能量需要與其食慾相適應。當正常食慾得到滿足時，能量需求一般可以滿足。人體所需能量來源於碳水化合物、脂肪和蛋白質。一克碳水化合物或蛋白質，均可產生一六・七四千焦熱量。一克脂肪則可產生三七・六六千焦熱量。

體重正常的老年人，四季所需熱量約為：春季七六四〇千焦，夏季七六四二千焦，秋季七三一五千焦，冬季七三七〇千焦。

根據中國人的傳統膳食習慣，碳水化合物提供的能量占總能量的百分之六十～七十，脂肪占百分之二十～二十五，蛋白質占百分之十～十五為宜。如果膳食中碳水化合物含量太高，則膳食體積便會增大。這樣既不耐餓，還會增加B群維生素的消耗，影響到脂溶性維生素的正常吸收；如果脂肪含量過高，則易患冠心病、結腸癌、乳腺癌等病；如果蛋白質過多則會增加肝腎的代謝負擔。可見，合理分配每日膳食中的能量來源是極為重要的。

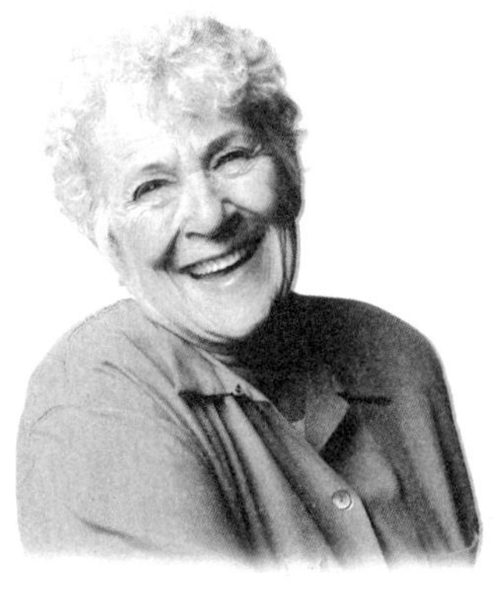

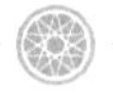
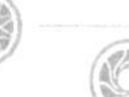

●脂肪攝入要限制

脂肪含能量高，在人體中可以貯存，很少有人因缺少脂肪而引起病變。然而，攝食過多的脂肪極易誘發多種老年性疾病，如高膽固醇血症、高脂蛋白血症、器官組織癌變和消化不良型腹瀉等。由於高脂膳食中植物纖維少，會使胃腸蠕動變弱，糞便在體內存留時間過長，從而加重了外源性和內源性毒素對人體的致病作用。

膳食中的脂肪主要來源於烹調用油，肉類、奶油、黃油等，其總量不宜超過食物總量的百分之二十五，以每日每千克體重攝取一克以下為宜。身體肥胖或超重者，攝取量還應嚴加限制。

●適量供應蛋白質

蛋白質是生命的物質基礎，沒有蛋白質就沒有生命。不少老年人存在著輕度的蛋白質缺乏症，如貧血、抗病能力降低、神經系統與內分泌系統調節功能減退，肌肉組織退化、酶活動降低等，這些病狀常常被機體的老化現象所掩蓋而沒有得到足夠的重視。老年人攝入的蛋白質總量，以每日每千克體重一・〇～一・五克為宜。主要來源

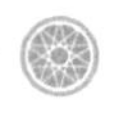
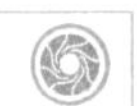

自肉類、水產品、蛋類、乾豆類和鮮奶。

營養食物要選擇

除保證各主要營養素的充足供應之外，還應格外注意食物的消化吸收率。最好選食黃豆製品，如豆漿、豆芽、豆腐、豆腐皮等；雞肉、魚肉也可以多吃。雞肉不僅蛋白質含量高，且結締組織鬆軟，脂肪分佈均勻，易消化；魚的肉質細嫩，肌纖維較短，含水分多，含飽和脂肪酸較少，蛋白質消化吸收率高。另外，要注意糧、豆或米、麵混食，老年人對麵粉和大米的淨利用率低於中年人，如能將各類食品搭配適宜，則可以充分發揮蛋白質的互補作用，從而大大提高食物的營養價值。

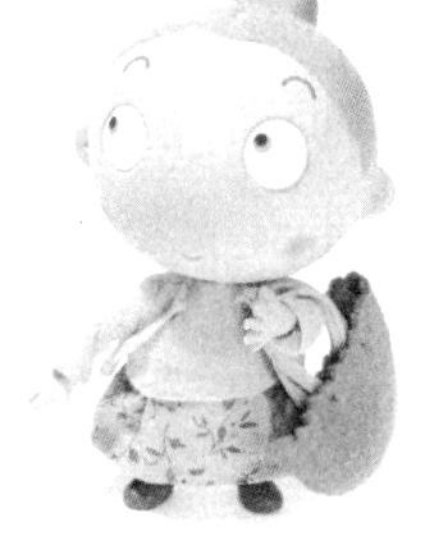

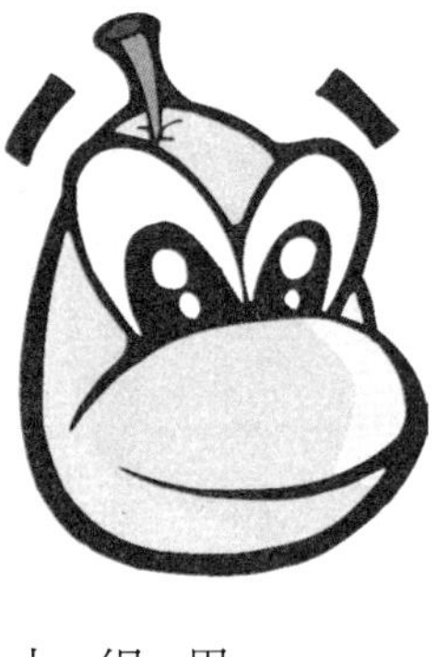

水果攝入要豐富

常言道：「每餐一水果，醫生不找我。」這並不是說水果具有多高的醫用價值，而是因為水果中豐富的維生素可以得到平衡營養、促進新陳代謝、調節生理機能、增強抗病能力、延緩衰老過程的作用。多食用新鮮蔬菜、胡蘿蔔、各類

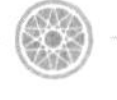
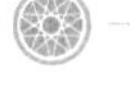

多汁性水果，對於防治骨質疏鬆、消化不良、老年斑形成、血管硬化以及腫瘤都有顯著效果。

●選用粗糧糙米

適當選食粗糧和糙米，不僅可以充分發揮牙齒的咀嚼功能，增強牙周組織的抗病能力，還由於粗糧和糙米製品容易使人產生飽腹感，從而避免各類營養素的過多攝入。另外，此類食物中含有大量的纖維素，又可使人體對食物消化吸收後的廢棄物較快地排出體外，從而降低了各類毒素侵害機體的可能性。

●偏食偏飲要避免

如果各種食物搭配得當，不但可消除某些食物的不良作用，還有利於發揮營養素之間的互補作用。

老年人對營養的需求是多方面的，沒有哪一種或幾種天然食物能完全包含人體所需的多類營養成分。對某些食品的特殊偏愛、不正確的節食或過分素食、片面追求口福、放縱食慾、終日大魚大肉、嗜食高級補品和糖果點心，凡此種種，勢必造成營養失調和自身免疫機能下降，其後果是損害身體健康，甚至引起某些疾病。

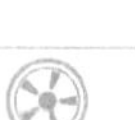
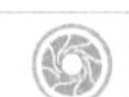
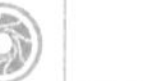

平衡膳食巧構成

老年人由於多種代謝功能降低，因而平衡膳食特別重要。由於膳食由多種食物構成，平衡膳食要注意以下幾方面：

●熱量及熱源質配比平衡

熱量攝入適應性別、年齡、勞動強度及生理需要，攝入與消耗呈動態平衡，蛋白質、脂肪、碳水化合物比例適當，熱量比分別是百分之十～十五、百分之二十～二十五、百分之六十～七十。

●氨基酸平衡

食物中蛋白質所含的色氨酸、苯丙氨酸、賴氨酸、蘇氨酸、蛋氨酸、亮氨酸、異亮氨酸、纈氨酸為人體所必需的八種氨基酸，一

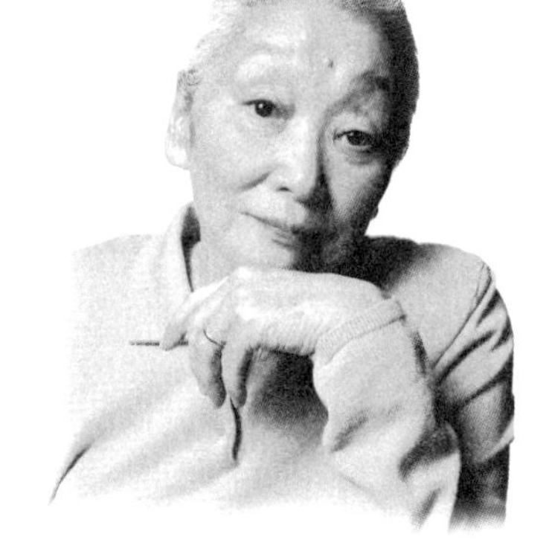

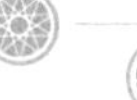

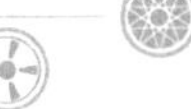

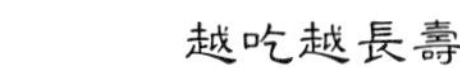

般在肉、蛋、奶等動物性食品和豆類食品中含量充足、比例恰當，故肉、蛋、奶和豆類食品的營養價值較高，而糧穀等植物性食品中則常有幾種氨基酸缺乏，故其營養價值較低。因此，做好動、植物食品的合理搭配，實現食物氨基酸互補，達到比值平衡，可提高食物蛋白質的利用率和營養價值。

●脂肪酸平衡

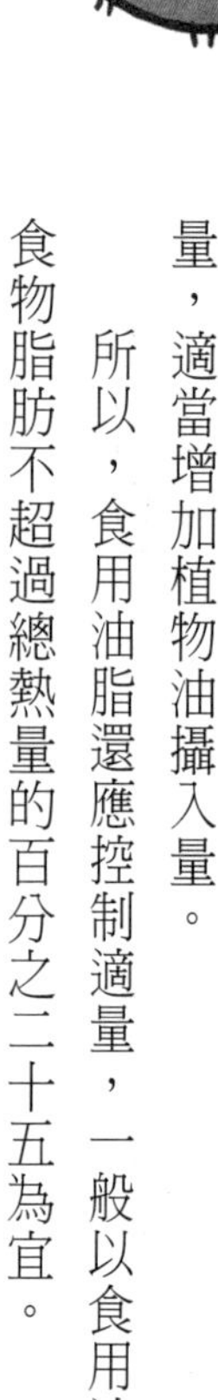

脂肪由甘油和脂肪酸所組成。脂肪酸可分為飽和脂肪酸、多不飽和脂肪酸和單不飽和脂肪酸。膳食中飽和脂肪酸在動物性油脂中含量較高，如豬油、牛油、奶油等，而多不飽和脂肪酸一般在植物性油脂中含量較高，如豆油、葵花子油、芝麻油、花生油等，其中有的多不飽和脂肪酸如亞油酸，是人體不能合成、必須由食物提供的必需脂肪酸，故通常認為植物油的營養價值較高。因此，應儘量控制動物油的攝入量，適當增加植物油攝入量。

所以，食用油脂還應控制適量，一般以食用油脂加上其他食物脂肪不超過總熱量的百分之二十五為宜。

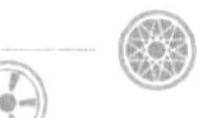
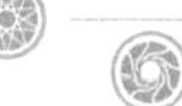

酸鹼平衡

人體在正常情況下血液酸鹼處於平衡狀態，pH值穩定在七·三～七·四之間。食品中，含磷、硫、氯等非金屬元素較多的，在機體內經代謝後可生成酸根，稱為酸性食品，如米、麵粉、肉、魚、蛋等；而含鈉、鉀、鎂、鈣等金屬元素較多的，則在體內氧化，產生帶陽離子的鹼性氧化物，稱為鹼性食品，如大多數蔬菜、水果、黃豆等。

膳食中酸性食品和鹼性食品應搭配適當，否則一旦超過機體緩衝系統代償能力，就會導致酸鹼失衡。如酸性食品攝入過多可使血液偏酸性，嚴重時還可致酸中毒。

維生素平衡

在我國膳食結構中，維生素A、D膳食來源不充分，應注意動物肝臟等食品攝入。水溶性維生素如維生素B_1、維生素B_2、尼克酸、維生素C等，體內貯備少，且烹調加工及貯存過程中易損失破壞，應注意膳食補充。維生素B_1、維生素B_2、尼克酸等，還參與體內生物氧化過程，同能量代謝有關，因此，在熱量攝入增加時也應相應

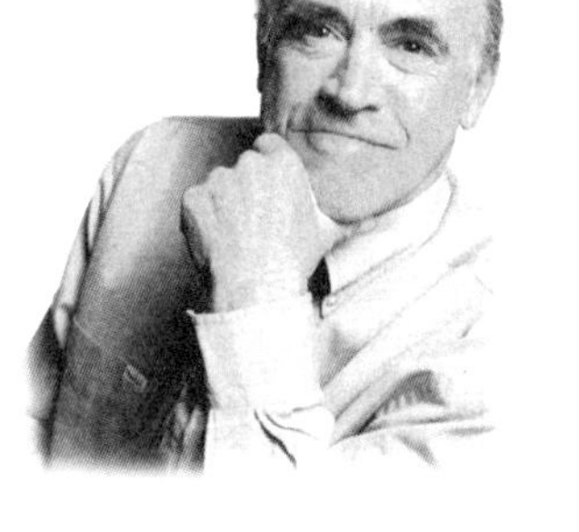

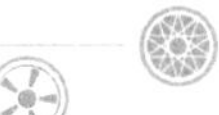
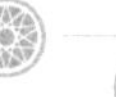

增加這幾種維生素的供給量。各種維生素之間也存在互相影響問題，如維生素B_1、維生素B_2可促進維生素C合成。

無機鹽平衡

膳食中磷酸鹽過多可與食物中的鈣結合，使其溶解度降低，影響鈣的吸收率。膳食中膳食纖維過多或脂肪過高或蛋白質缺乏也會影響鈣的吸收。食物中含草酸、植酸較高時能與某些元素結合生成難溶物質，可影響鈣、鐵、鋅等的吸收。

多樣食物應平衡

這些食物大致上可分為兩大類：第一類是保護性食品，富於無機鹽、維生素及優質蛋白質，例如肉類食品、蔬菜、水果等；第二類是熱能食品，是熱能的主要來源，如糧食、食用油、醣類食品等。

保護性食品對於維持機體正常生理功能具有保護作用，是每日膳食不可缺少的組成部分。而保護性食品只有在攝入足夠熱能食品的前提下才能發揮作用，故二者應相輔相成，不可偏廢。

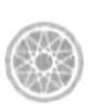
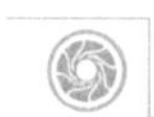

老年人飯菜八要素

老年人的飯菜應該進行特殊製作，使其具備八個特點，這就是：香、好、雜、少、細、爛、熱、淡。

●香

老年人味覺較差，吃東西常覺得缺滋少味。因此，為老年人做飯菜要注意色、香、味。

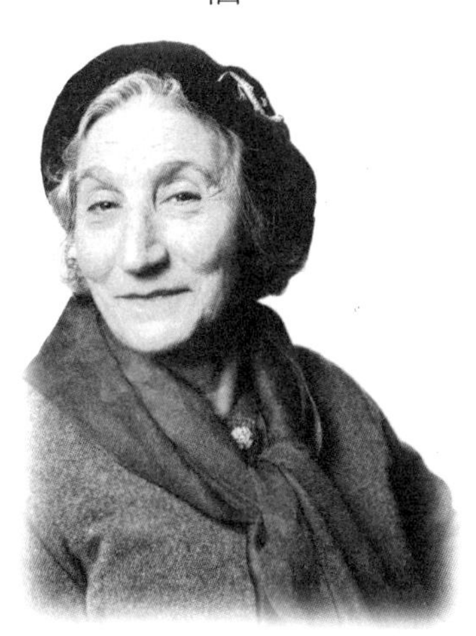

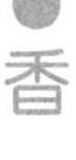好

老年人體內代謝以分解代謝為主，需用較多的蛋白質來補償組織蛋白的消耗。如多吃些雞肉、魚肉、兔肉、羊肉、牛肉、瘦豬肉以及豆類製品，這些食品所含蛋白質均屬優質蛋白，營養豐富，容易消化。

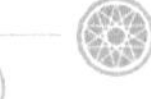
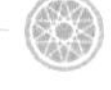
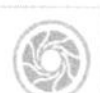

老年人飯後不宜百步走

俗話說：「飯後百步走，能活九十九。」但這句話對老年人來講並不合適。老年人對壓力的反射機制退化。國外曾有人做過這樣的檢查，進餐後三十五分鐘內，對五十一名老人進行了血壓測量，發現這些老人的平均收縮壓下降了十五毫米汞柱左右，而每分鐘的脈搏次數變化不大。這就是說明老年人在進餐後，會引起低血壓，甚至造成暈厥摔倒。所以老年人飯後應該休息，不宜馬上百步走。

● 雜

蛋白質、脂肪、糖、維生素、礦物質和水是人體所必需的六大營養素，這些營養素廣泛存在於各種食物中。為平衡吸收營養，各種食物都要吃一點。

● 少

研究證明，過分飽食對健康有害，老年人每餐應以八九分飽為宜，尤其是晚餐。

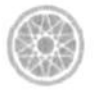
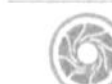

細

老年人大多牙齒不好，不能完全咀嚼便吞嚥下去，久而久之對健康不利。所以食物要細，肉要做成肉糜，難以咀嚼的東西要粉碎。吃飯的時候應細嚼慢嚥，以減輕胃腸負擔，促進消化。

爛

老年人牙齒常有鬆動和脫落，咀嚼肌變弱，消化液和消化酶分泌量減少，胃腸消化功能降低。因此，飯菜要做得軟一些，爛一些。

熱

老年人對寒冷的抵抗力差，如吃冷食可引起胃壁血管收縮，供血減少，並反射性引起其他內臟血循環量減少。因此，老年人的飲食應稍熱一些，以適宜入口進食為準。

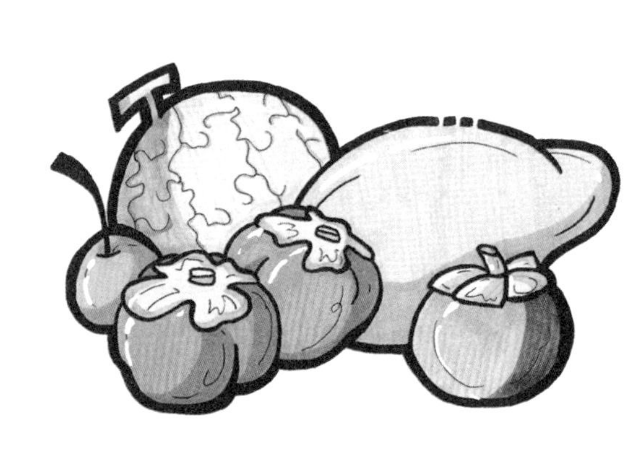

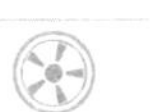
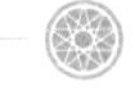
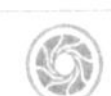

● 淡

有些老年人口味重，殊不知，鹽吃多了會給心臟、腎臟增加負擔，易引起血壓升高。一般每天吃鹽應以六～八克為宜。

保健食品要巧用

老年人食用保健食品應掌握以下幾條原則：

● 適應個人特點

由於性別、年齡、生理狀況、形體等差異以及個人生活習慣的不同，對膳食會產生不同的要求，因此，選用保健食品不能千篇一律。

例如，牛奶對大多數人是理想的營養食品，但少數人體內缺少乳糖酶，食後就會出現不適及腹瀉；食用同量的桂圓肉，有人食後能安眠，有人則上火失眠。在對體質虛弱的老人進行食補時，要注意區別陽虛還是陰虛，陽虛宜多選用羊肉、狗肉等進

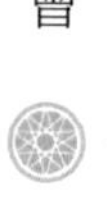
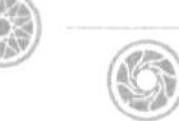
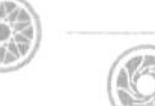

補，而陰虛則宜食龜肉、鱉肉、蛤蜊肉等滋陰食品。

針對疾病選擇

按照中醫理論，食療過程中應遵循寒者溫之、熱者涼之、虛者補之、實者瀉之的原則選擇保健食品。對疾病應根據其輕重緩急的不同，遵循「急則治其標，緩則治其本」的原則。

注意飲食性味

食物的性，指寒、熱、溫、涼四種；食物的味，指酸、苦、甘、辛、鹹五種。一般寒涼食物有清熱泄火、解毒消炎的作用，適合於春夏季節或患溫熱性疾病的人食用，如糧穀、綠豆、紅豆、梨、香蕉、柿子等；而溫熱食物則有溫中、補虛、除寒的作用，適合於秋冬季節或患虛寒性疾病的人食用，如糯米、肉類、鯽魚、黃鱔等。不同味的食品也有不同作用。

辛能宣散滋潤、疏通血脈、運行氣血、強壯筋骨、增強機體抵抗力，常用食品有蔥、薑、蒜、胡椒、花椒、蘿蔔、各種酒類

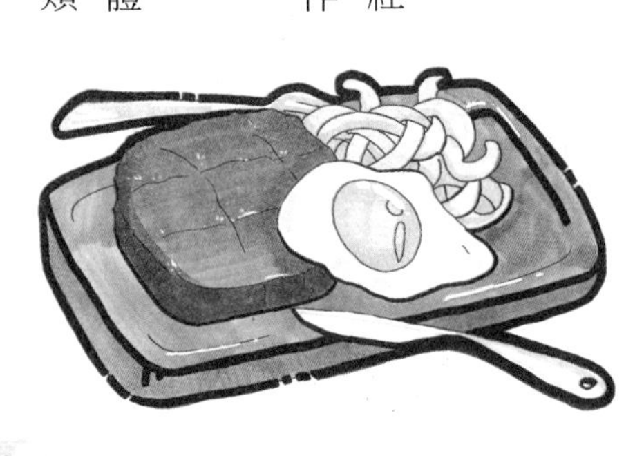

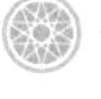
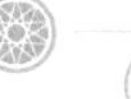

等；甘能補益和中、緩急止痛，常用食品有大棗、糯米、動物肝臟、鴨梨、椰子、豆腐、蜂蜜、白糖等；酸有收斂固澀作用，與甘味配合能滋陰潤燥，常用食品有食醋等；苦能泄火燥濕堅陰，與甘味配合有清熱利尿、祛濕解毒的作用，如苦瓜、茶葉等；鹹有軟結散結瀉下作用，如海產品、豬腰子、鴿子肉等，而淡味食品有滲濕利尿作用，如薏米仁、白扁豆、冬瓜、藕、花生、雞蛋等。

●因時因地選食

一年四季春溫、夏熱、秋涼、冬寒，氣候的不斷變化，對人體生理機能會產生一定影響。一般認為春季氣候溫暖、萬物生機盎然，宜食清淡，多吃些菜粥，如薺菜粥；夏季氣候炎熱、多雨濕重，宜食甘涼之物，如綠豆湯、荷葉粥、薄荷湯、西瓜、冬瓜等；秋季氣候轉涼乾燥，宜食能生津的食品，如藕粥等；冬季寒冷，食品宜溫熱，可食八寶飯、涮羊肉、桂圓棗粥等，以溫補機體精氣。地理環境不同，對食物結構也有較大影響，如飲食不當，會發生水土不服，所以也應加以考慮。

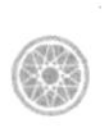
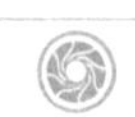

老年人飲食養生十不貪

一不貪肉

老年人膳食中肉類脂肪過多，會引起營養平衡失調和新陳代謝紊亂，易患高膽固醇血症和高血脂症，不利於心腦血管病的防治。

二不貪精

老年人長期講究食用精白的米麵，攝入的纖維素少了，就會減弱腸蠕動，易患便秘。

三不貪硬

老年人的胃腸消化吸收功能減弱，如果貪吃堅硬或煮得不熟爛的食物，久而久之易得消化不良或胃病。

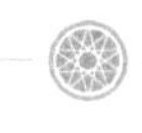

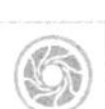

老年女性吃肉多易骨折

吃肉多而吃蔬菜少的老年婦女，和那些吃蔬菜多而吃肉少的婦女相比，髖骨骨折的可能性更大。美國臨床營養學雜誌發表的這份報告說，六十五歲以上婦女吃肉過多，股骨組織會更快喪失。研究員塞爾邁耶指出，飲食中各種蛋白質可以對骨頭的新陳代謝起到不同的作用。她說，動物食品中提供的主要是前體酸，而植物食品中蛋白含有基礎前驅物。飲食中前體酸和基礎前驅物之間失去平衡就可能引起酸性物質積累，對骨頭起不良作用。

四不貪快

老年人因牙齒脫落不全，飲食若貪快，咀嚼不爛，就會增加胃的消化負擔。同時，還易發生魚刺或肉骨頭鯁喉的意外事故。

五不貪飽

老年人飲食宜八分飽，如果長期貪多求飽，既增加胃腸的消化吸收負擔，又會誘

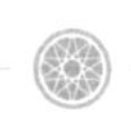
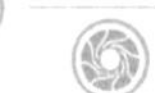

發或加重心腦血管疾病，發生猝死。

六不貪酒

老年人長期貪杯飲酒，會使心肌變性，失去正常的彈力，加重心臟的負擔。同時，老人多飲酒，還易導致肝硬化。

七不貪鹹

老年人攝入的鈉鹽量太多，容易引發高血壓、中風、心臟病及腎臟衰弱。

八不貪甜

老年人過多食甜食，會造成功能紊亂，引起肥胖症、糖尿病、瘙癢症、脫髮及消耗胰細胞，不利於身心保健。

九不貪遲

三餐進食時間宜早不貪遲，這有利於食物消化與飯後休息，避免積食或低血糖。

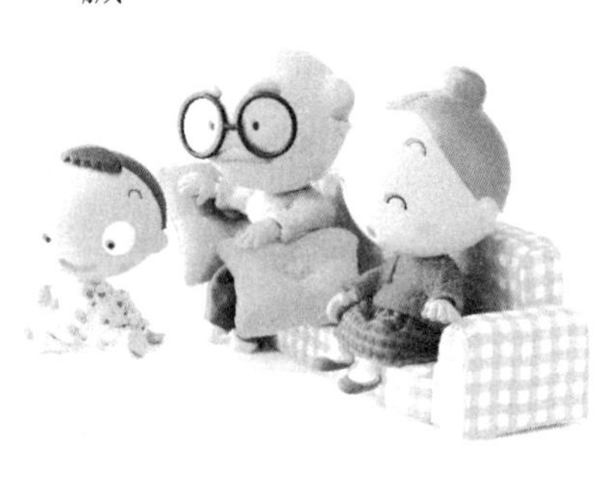

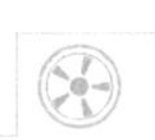

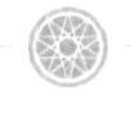

十不貪熱

老年人飲食宜溫不宜燙，因熱食易損害口腔、食管和胃。老年人如果長期服用燙食熱刺激，還易罹患胃癌、食道癌。

老年人四季巧進補

●春季

中國醫學認為，春季養生「當需食補」。食補以平補為主。營養學家認為，以下幾種人適宜於在春天進補：有早衰現象者，患有各種慢性病而體形孱瘦者，腰酸眩暈、臉色萎黃、精神萎靡者，易反覆感冒者，有哮喘發作史尚未發作者。

食補可採用平補飲食，具有這種作用的食物有：薺麥、薏仁等穀類，豆漿、紅豆等豆類，橘子包括金橘、蘋果等水果以及芝麻、核桃等。如有陰虛內熱者，可選用清補的方法，這類食物有梨、蓮藕、薺菜、百合、甲魚、螺螄等。病中或病後恢復期的

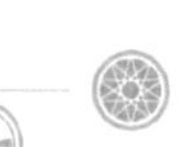
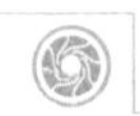
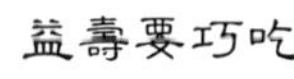

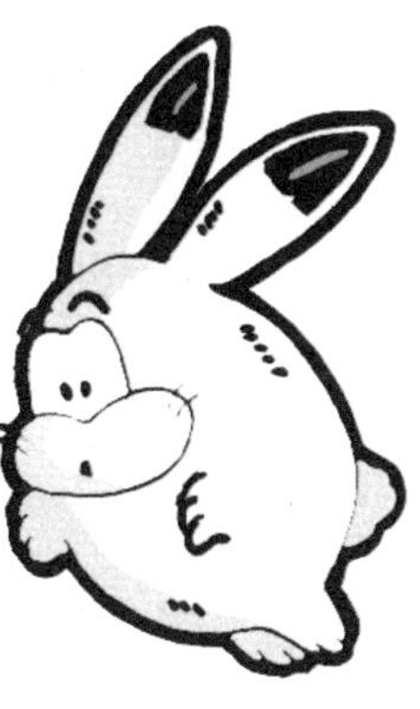

進補，一般應以清涼、素淨、味鮮可口、容易消化的食物為主。可選用大米粥、薏米粥、紅豆粥、蓮子粥、青菜泥、肉鬆等。切忌食用太甜、油炸、油膩、生冷及不易消化的食品，以免損傷胃腸功能。

●夏季

夏季應以清補為宜。清補，是以寒涼食物為主，這類食物有大麥、小麥、綠豆、百合、白糖、黃瓜、菠菜、白菜、豆芽菜、芹菜、水蘿蔔、竹筍、茄子、荸薺、兔肉、鴨肉、羊肝、牛乳、雞蛋及新鮮水果等。脾虛的老人應選食有健補脾胃、化除濕邪、性質平和、補而不膩的補益食品。常用的有紅豆、薏米仁等，將其煮爛，加糖服食，是良好的滋補食品。並可常飲冬瓜湯、百合湯、紅棗湯、綠豆湯等，以解暑止渴、生津涼血。

可選用有食療功能的食物，以去暑強身，防病治病。如用鮮扁豆一百克，煮粥食，可治療老人消化不良、慢性腹瀉、中暑發熱等症；用白木耳煮粥，常食不僅能解熱清暑，還具有抗衰老作

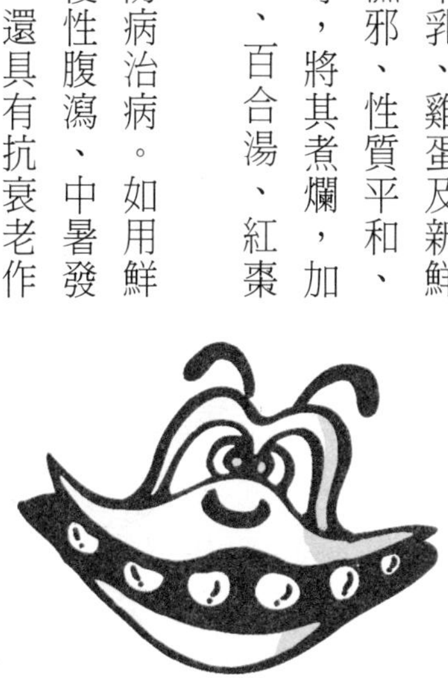

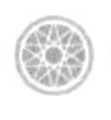
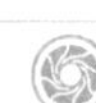

用；常飲豆漿可降低膽固醇，促進健康長壽；常食百合粥，可潤肺養胃，治療老年氣管炎、支氣管擴張等；常飲西瓜汁，可治療中暑發熱、腎炎水腫；老人夏季牙痛者，可用南瓜煮食。在食物選擇上，還應避免食用燥熱之品，如羊肉、狗肉等。

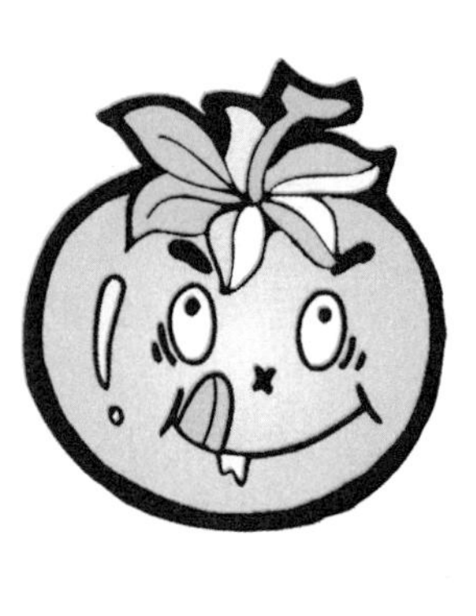

●秋季

秋季，是老年人和患有慢性疾病的人進行滋補食療的好季節，也是健康人進行食補的好季節。進行食補可使人保持健康的體魄、旺盛的精力，從而達到減少疾病和推遲衰老的目的。

秋季進補，應選用「補而不峻」、「防不燥不膩」的平補之品。具有這類作用的食物有茭白、南瓜、蓮子、桂圓、黑芝麻、紅棗、核桃等。患有脾胃虛弱、消化不良的患者，可以服食具有健脾補胃的蓮子、山藥、扁豆等。秋季容易出現口乾唇焦等「秋燥」症候，應選用滋養潤燥、益中補氣的食品，這類食品有銀耳、百合等。

●冬季

冬令進補應順應自然，注意養陽。根據中醫「虛則補之，寒則溫之」的原則，在

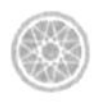
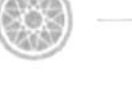
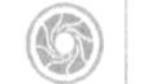

膳食中應多吃溫性、熱性，特別是溫補腎陽的食物，以提高機體的耐寒能力。冬季「食補」，應供給富含蛋白質、維生素和易於消化的食物。可選食：粳米、秈米、玉米、小麥、黃豆、豌豆等穀豆類；韭菜、香菜、大蒜、蘿蔔、黃花菜等蔬菜；羊肉、狗肉、牛肉、雞肉及鱔魚、鯉魚、鰱魚、帶魚、蝦等肉食；橘子、椰子、鳳梨、荔枝、桂圓等水果。現代醫學認為，冬令進補能提高人體的免疫功能，促進新陳代謝，

老年保健藥膳

黃芪茶：黃芪（切成薄片）一五～二十克，置保溫杯中，用開水浸泡半小時後，即可代茶飲。飲完加開水繼續浸泡。次日換藥。可連續服用三個月以上。黃芪為補氣諸藥之首，能益元氣、壯脾胃、療虛損、抗衰老。營養分析表明：黃芪含有蔗糖、葡萄糖醛酸、黏液質和多種氨基酸。實驗研究發現：黃芪能明顯提高機體免疫功能，增強抗病能力，促進物質代謝，降低細胞中脂褐素含量。

長沙老年康復醫院部分體質虛弱的中、老年人入秋後堅持以黃芪水代茶喝，冬季感冒次數和氣管炎復發現象較對照組明顯減少。有類似作用的產品還有南韓的人參茶（小袋裝粉劑）和我國絞股蘭葉加工製成的絞股蘭茶，功用相近。

使畏寒的現象得到改善。冬令進補還能調節體內的物質代謝，使營養物質轉化的能量最大限度地貯存於體內，有助於體內陽氣的升發，為來年的身體健康打好基礎。俗話說「三九補一冬，來年無病痛」，就是這個道理。

限食能長壽

美國加州大學病理學教授渥荷博士提出的「限食長壽」理論，引起了各國醫學界的關注。

其實，對於限食與益壽的關係，中國醫學早在一七〇〇年前就有了一定的認識。西晉張華在《博士志》中就有「所食愈少，心愈開，年愈益；所食愈多，心愈塞，年愈損」的記載。隨著科學技術的發展，目前一些研究者對限食使人長壽的科學道理的解釋是：限食長壽與「活性氧損傷理論」有相同的含義。因此，有的科學家認為：衰老的進程是細胞組織中不斷進行著自由基的總和。只有生物內的活性氧不斷產生又不斷被清除時，才能保證有利無害的平衡。若活性氧的產生與清除失去平衡，就會導致

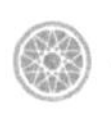
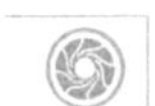

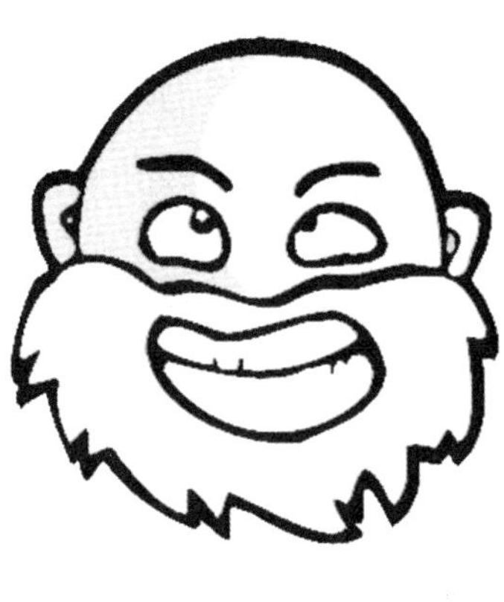

細胞損傷，引起疾病，衰老，甚至死亡。因此，從某種意義上說，所謂延年益壽的過程，也就是不斷清除體內有害活性氧的過程。維持這種平衡，依賴於體內能清除活性氧的酶及有關的酶系統，其中超氧化歧化酶和過氧化氫酶是最重要的抗氧化酶，因為這些酶能將活性氧轉化為無害的氧。

抗氧化酶的產生是由抗氧化酶基因主控的，限制熱量的攝入，可以增強某種保護抗氧化酶基的活力，從而保持肌體抗氧化酶的含量，維持體內活性氧的平衡。

瑞士的研究人員證實，在老年人身上，作為能量供應的遺傳物質已發生了變化，在這種情況下，人體攝入的能量越大，器官組織的工作量就越大，產生的活性氧就越多，老化進程也就越快，就裏所說的限食並非是使人處於饑餓狀態，其內涵應為：一是不能過飽，更不能暴食，每餐吃八成飽即可；二是在食譜中，要減少動物脂肪和糖的攝入量。

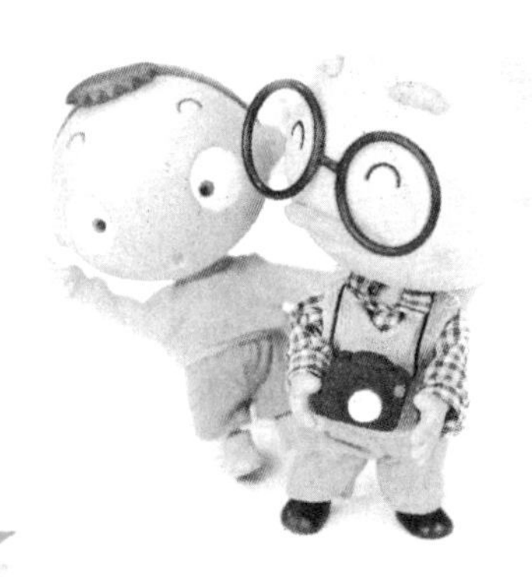

慢吃可延年

在一切都講究速度、看重搶先一步的今天，風靡全球的速食卻在國外受到抵制。為什麼？有專家坦言告訴你飲食的快與慢，會決定人的壽命。這一觀點不是隨便說的。

最近，國外傳媒報導說，在美國、日本、土耳其等一些國家，健康與營養學專家一致在努力宣導新的飲食觀念：「想長壽嗎？慢點兒吃。」

曾幾何時，大人孩子幾乎同時對漢堡、炸薯條之類速食興趣盎然，專家比喻說，速食，使吃飯成為「塞飽肚子」的惟一目的，人們無需考慮口味好不好，也談不上飲食的享受，更重要的是，長期吃單調的速食，導致了人體所需營養的失衡，近期看來是營養不良，遠期著眼則是讓人折壽。

人體內營養的均衡，就好比一架機器零件的齊備，零件「七零八落」肯定無法運轉；而人體的營養全靠飲食攝取，飲食的單一必然導致營養不均，其結果是影響健康、不利長壽。

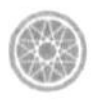
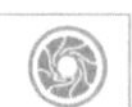

體重不足巧擇食

科學研究證明，肥胖對健康不利，還有發生某些疾病的潛在危險；而體重不足，也同樣對健康有害。體重不足除表現為體型消瘦、乏力外，也會導致機體抵抗力下降，容易感染疾病。體重下降常見於六十歲以上的老年人。其原因可能由於有些老年人存在某種精神障礙，食慾減退，或由於牙齒脫落，或由於某種不良飲食習慣、偏食，或由於膳食營養搭配不合理以及由於經濟條件較差，以致不能吃到足量的食物所致。瘦人欲增加體重絕非易事，據觀察，每週增加一千克體重，每天要多攝入二〇九〇～四一八〇千焦的熱量。因此，要改善老人體重不足，巧妙擇食的方法如下：

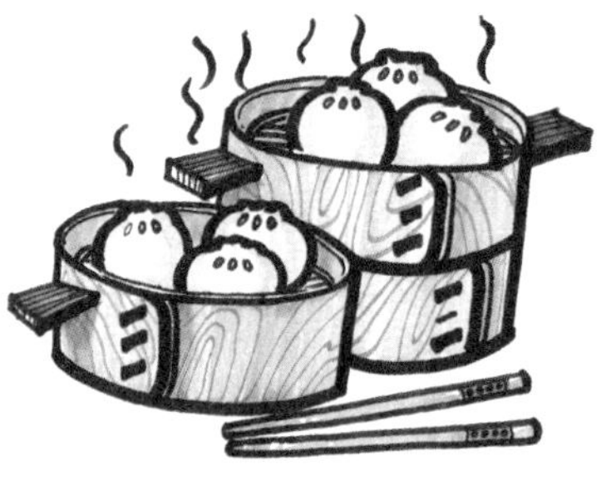

●平衡膳食

營養要合理，葷素、粗細、乾稀搭配符合衛生要求，全天熱量應供給一二五四〇千焦以上，其中蛋白質占總熱量的百分之十二，脂肪占百分之三十，碳水化合物占

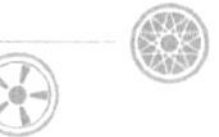
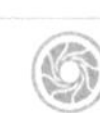

體重不足這樣吃

每日食譜中可供給穀類三百～四百克，粗雜糧、薯類一百～二百克，禽肉類一百～一百五十克，牛奶或豆漿三百～五百克，雞蛋一～二個，豆製品一百～一百五十克，蔬菜五百～七百五十克，水果一百～二百克，植物油四十～五十克，糖二十五克，食鹽六～八克。

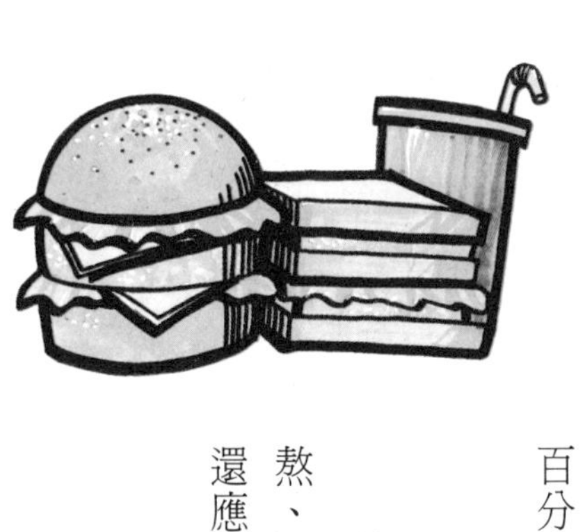

百分之五十八。

注意烹調方法

選擇適合老年人咀嚼和消化能力的烹調方法，如氽、燉、煮、熬、蒸等。食物宜多樣化，在刀工上應多用絲、末、丁、片等。還應選用能刺激胃液分泌、增加食慾的調味品。

養成良好的飲食習慣

飲食要定量、定時，進餐時要細嚼慢嚥，保持愉快的心境，以

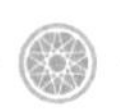
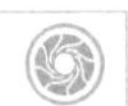

利於食物的消化吸收。一般應在三餐之外加餐兩次。

以上膳食原則，僅供參考。具體實行，可根據個體情況隨時進行調整，但一定要保證充足的熱量及各種營養素之間的平衡。

巧使老年人吃得有味

●多放調味品

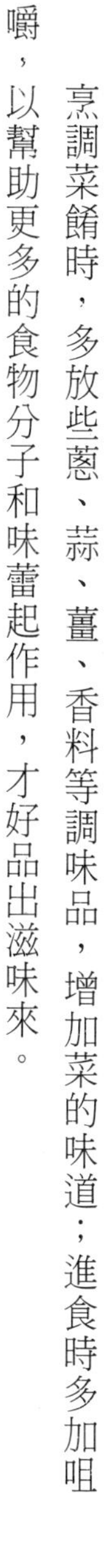

烹調菜餚時，多放些蔥、蒜、薑、香料等調味品，增加菜的味道；進食時多加咀嚼，以幫助更多的食物分子和味蕾起作用，才好品出滋味來。

●多吃新鮮品

少吃醃製、薰製、冷凍等加工食物，因為新鮮食品具有特殊的鮮味；多食蛋羹、麵湯、餛飩等有湯的清淡食物，因為舌頭對湯類食物的味道要比對固體食物敏感得多；多食果醬、蜂蜜等酸甜食物和肉乾、水果乾等耐嚼食品，以刺激唾液分泌，提高

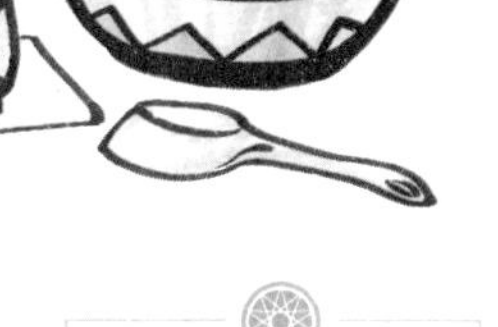

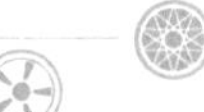

老人習慣吃剩菜不好

不少老年人對隔夜的剩菜常常捨不得扔掉，還有的習慣燒一次菜吃三、四天。節假日的時候老人家裏有許多剩菜，夠吃上一陣。據科學測定，燒好的菜餚放置兩小時，各種維生素就損失百分之十～三十；放置四小時，損失百分之三十～七十；要是回鍋加熱，會再次受到損失。有些隔夜菜餚特別是隔夜的綠葉蔬菜，會產生致病的亞硝酸鹽，影響健康。因此，老年人要改掉吃剩菜的習慣。

味覺，增強食慾。

●不宜過飽吃

保證就餐前有饑餓感，以使飯前有食慾，同時也使味蕾處於興奮狀態，提高其辨味功能。否則，飯前無食慾，味蕾處於抑制狀態，再好的飯菜也會味同嚼蠟。

●堅決要戒菸

吸菸的老人則應戒菸，因為吸菸不但會引起口臭，也會使味覺減退，破壞辨味功

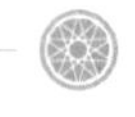
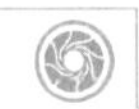

能。有刮舌習慣的也應戒掉，因為經常刮舌使舌黏膜表面的味蕾長期受到機械刺激和損傷，會加速味蕾萎縮，過早減退味覺功能。

● 進食刷舌頭

刷牙時不妨刷一刷舌頭，可清除舌面的食物殘渣及微生物，清潔的口腔對改善味覺功能是有益的。

老少同餐益健康

事實證明，老少同餐有益於老年人健康。

● 生理需要同餐

人到老年，嗅覺、味覺、視覺、觸覺等感官變得遲鈍，造成老年人的食慾普遍低於青壯年，同子孫們共同進餐，在兒女們的帶動和影響下，在孫輩們的「牽制」下，會吃得香一些，多一些。子女們還可以在餐桌上盡自己的孝心，給老人夾菜，泡湯，

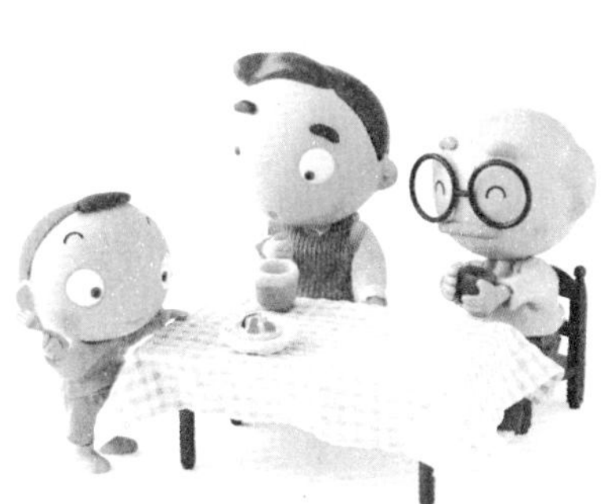

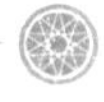
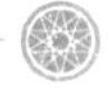
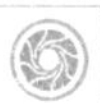

添飯，建議老人多吃些有益健康的菜餚；同時也可「限制」一下，老人想吃而不能吃的食物。

●心理需要同餐

影響食慾的因素同進食時的環境氣氛與個人情緒有關，在心情愉快、氣氛輕鬆和諧的氛圍中同子女一道進餐，即使是粗茶淡飯也會吃得格外香甜。

●病理需要同餐

一般來說，老年人往往是體弱多病，子女與老人同桌共餐，還可以及時發現老人在飲食上的異常變化，避免形成憂患或延誤療期。

巧吃改善老年人的記憶力

人到老年，記憶力普遍下降，並且會越來越嚴重。如何改善老年人的記憶功能？

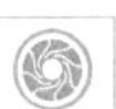

科學家們做了大量的研究：食物療法既切實可行，又簡單有效。

補充卵磷脂

卵磷脂是大腦脂質中重要的組成部分，卵磷脂被人體消化吸收後可釋放出膽鹼，膽鹼能在血液中形成乙酸膽鹼。乙酸膽鹼是神經元中傳遞信息的一種最主要的「神經遞質」，腦細胞有了這種神經遞質，感覺和記憶力才得以形成。卵磷脂還能控制腦細胞的死亡，被營養學家稱為「智慧之花」。

卵磷脂還有保肝和降血脂的功能。富含卵磷脂的食物有：蛋黃、豆製品、動物肝臟等。

供給乙酸膽鹼

據現代科學研究表明：含有膽鹼的食物能影響人們的精神狀態和記憶力。乙酸膽鹼是一種有重要生理活性的化合物，雞蛋、魚、肉等食品含量較多，尤其是蛋黃中含量最豐富。

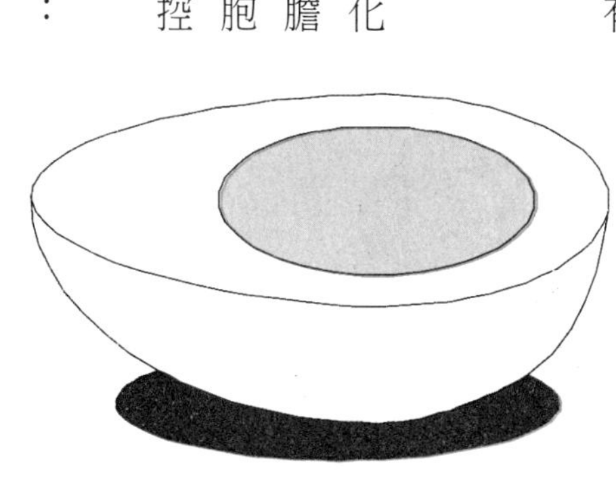

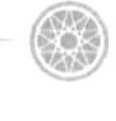
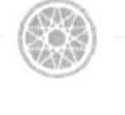

●補腎健腦

增強記憶力，在飲食治療中佔有重要的地位，其常用的食療方有人參粥、胡桃粥等。

●供給鹼性食物

鹼性食品對大腦的健康有很大的益處。使血液呈弱鹼性的食品有豆腐、茄子、綠豆、油菜、芹菜、洋蔥、蘑菇等。使血液呈鹼性的食物有菠菜、白菜、葡萄、蘋果等。多吃這些食品使身體能經常自覺地調節成弱鹼性，對於大腦的發育和智力開發都大有益處。

●供給含鎂的食品

現代科學證實，有一種稱為核糖核酸的物質是維持大腦記憶的主角，而鎂這種微量元素能使核糖核酸注入腦內。含鎂豐富的食物有全麥製品、豆類、蕎麥、堅果等。

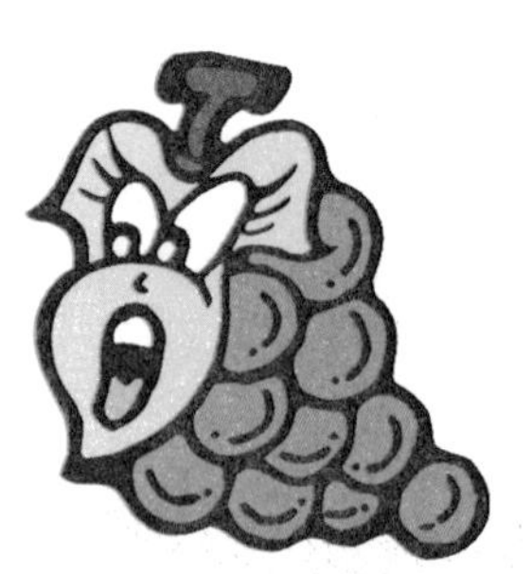

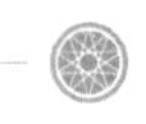

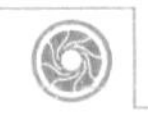

老年人怕冷巧吃食

老年人新陳代謝慢，容易怕冷。在寒冷的冬季，如果在飲食上選用一些補氣助陽的食物，可使代謝加快，分泌功能增強，可有效地改善畏寒現象。

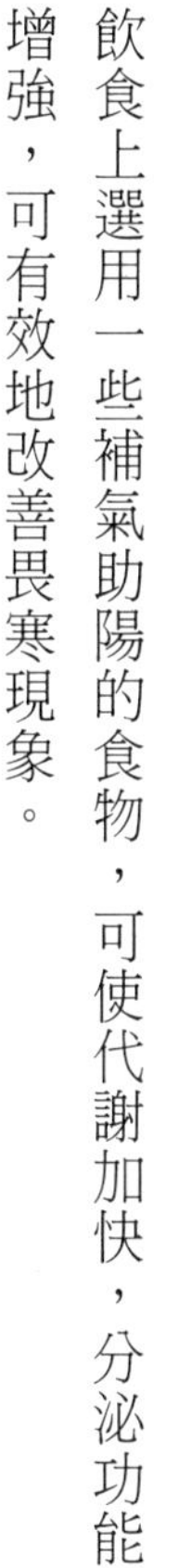

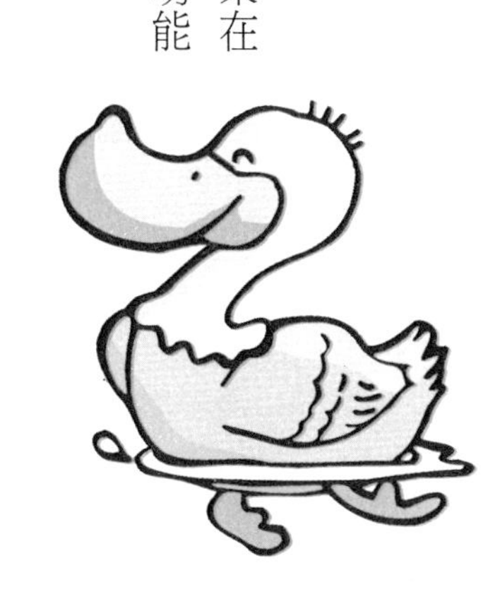

●肉類

以狗肉、羊肉、牛肉、鹿肉、獐肉、公雞肉、鴨肉、鵪鶉肉、鯽魚肉、烏龜肉、章魚肉、草魚肉的禦寒效果最佳。它們富含蛋白質、碳水化合物及脂肪，熱量多，有益腎壯陽、溫中暖下、補氣生血之功。

●根莖類

胡蘿蔔、山芋、青菜、大白菜、藕、菜花、大蔥、馬鈴薯

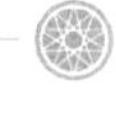
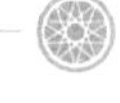

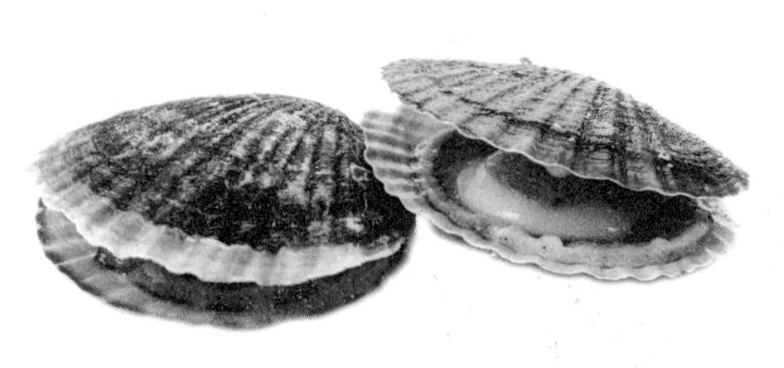

等根莖類蔬菜中含有大量的礦物質，可將它們與肉類禦寒食物摻雜食用。

●含鐵食物

如動物血、蛋黃、驢肉、豬肝、牛腎、羊舌、黃豆、芝麻、腐竹、黑木耳等。

●含碘食物

人體的甲狀腺可分泌一種叫甲狀腺素的激素，具有產熱效應，而甲狀腺素由碘和酪氨酸組成。酪氨酸可由體內「生產」，碘卻得靠外界補充。

海帶、紫菜、貝殼類、牡蠣、沙丁魚、菠菜、魚蝦等食物含碘豐富。

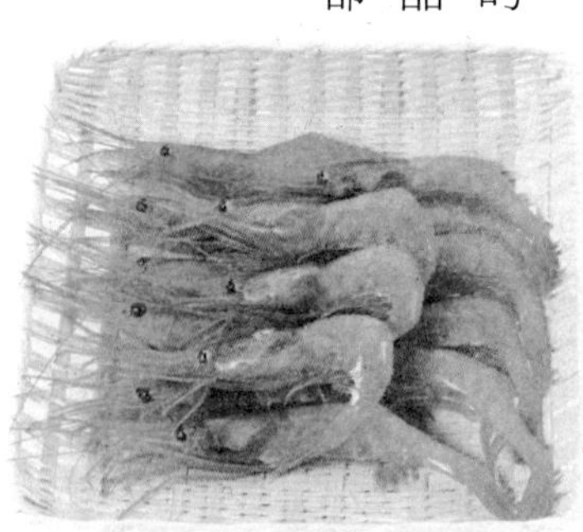

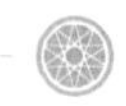
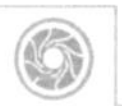

抗衰巧擇食

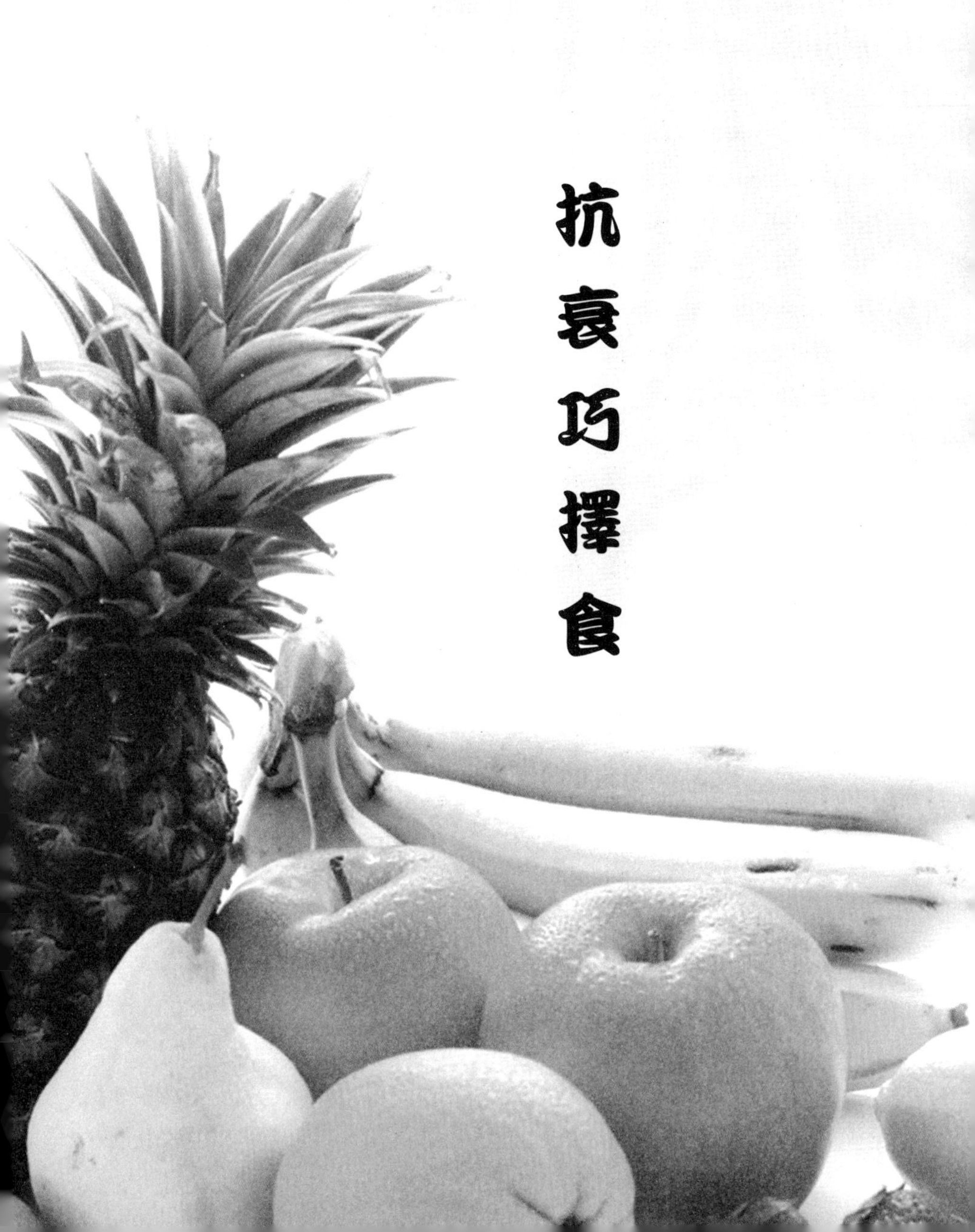

功能食品巧選擇

所謂功能食品，是指對於人體或其某部分具有特殊功能和作用的食品。當前，科研人員從延長細胞生存期，增強內分泌機能，提高人體免疫功能等方面，已開發出一系列有利於抗衰老的食品。

●減肥瘦身食品

減肥有利於抗衰。科學家們發現，果膠是一種理想的減肥食品，其本身的半纖維素的組成部分幾乎不含營養，不被人體吸收，製成減肥食品有較好的減肥效果。傳統的減肥食品有荷葉粥、茯苓、香菇以及甘草、薏苡仁、杜仲等。

●味覺食品

味覺食品能幫助人增進食慾，促進消化。在老年人食品中應多利用甜、鹹、醋、芥末、胡椒及各種美味為宜。

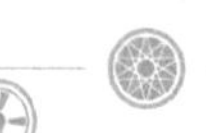
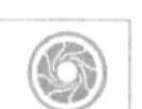
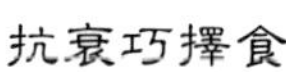

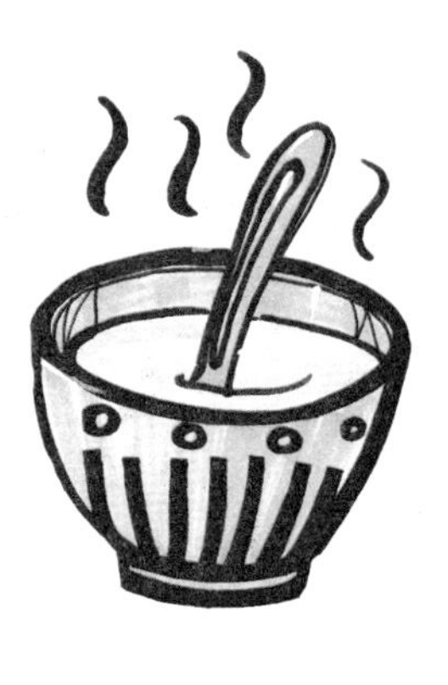

利膚烏髮食品

老年人由於內分泌功能減退，性激素分泌減少，皮膚會變得乾燥、發皺，出現色素沉著和斑點。蓮子、龍眼肉、百合、胡桃、芝麻、植物油、水果等均能潤澤皮膚。而含有鹿茸、首烏、墨旱蓮、仙鶴草、女貞子的食品則能使鬚髮變黑。

防癡呆食品

老年性癡呆是一種常見病。健忘、急躁、呆滯，往往給晚年幸福帶來不利影響。日本科學家研究發現，將蛋黃與大豆同吃，有利於防治老年癡呆症。

蛋白質食物巧選擇

老年人因基礎代謝降低，活動減少，對疾病抵抗力差，蛋白質需要量應比成人相對高些。

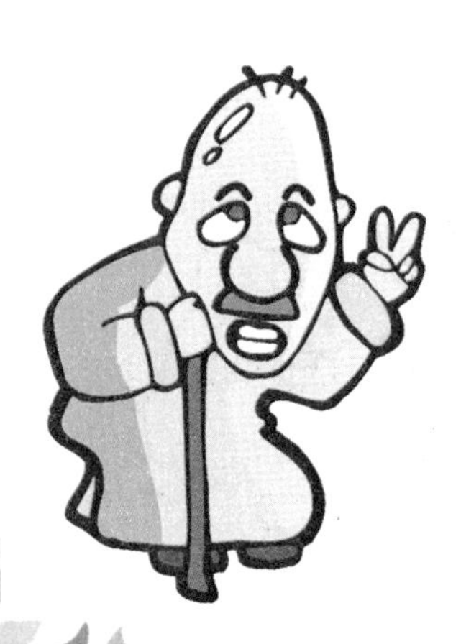

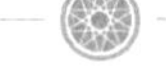

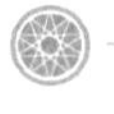

蛋白質符合老年人的需要時，就可維持正常代謝，生成抗體，抵抗感染，有病也易恢復。相反，蛋白質供給不足時，就會減輕體重，易患貧血，容易感染疾病；創傷、骨折不易癒合；蛋白質嚴重缺乏時，血漿蛋白降低，會引起浮腫。

此外，老年人患癌症與蛋白質攝入量不足也有一定關係。但是，蛋白質攝入過多也會造成腎臟負擔。所以，蛋白質的攝入量要適當。

由於老年人對蛋白質的消化、吸收和利用的能力都較差，所以供給老年人的蛋白質，從食物選擇看，以大豆蛋白質最為理想，其次是蛋類、乳類、魚類及瘦肉類，後者應適量；要注意避免脂肪和膽固醇的過多攝入，以預防心血管疾病的發生。

除了講究蛋白質的質量外，在食用時還要看該種食物的消化吸收率。如大豆蛋白質含量高，質量好，但老年人咀嚼能力差，不便直接食用。無論是炒或煮的大豆，其蛋白質消化率只有百分之六十～六十五。若將其製成豆腐及各種豆製品，則消化率可提

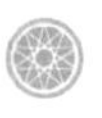
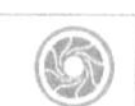

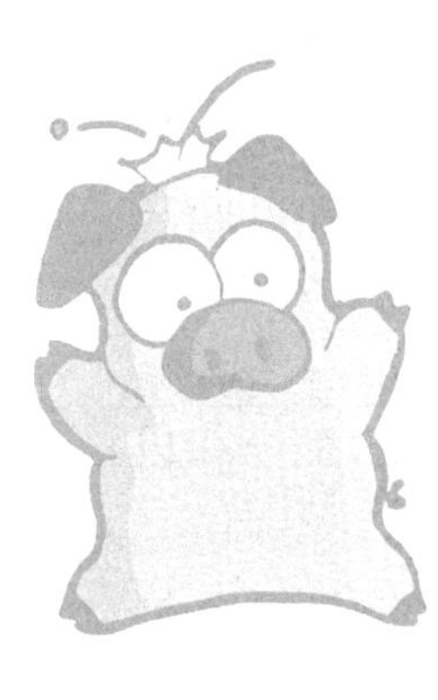

高到百分之九十二～九十六。如每日喝二百毫升豆漿，就可得到八・八克消化率很高的蛋白質。

此外，糧食中蛋白質含量和質量雖然不高，但也是供給蛋白質的主要來源。若以米、麵、雜糧和豆類等混合食用，有利蛋白質互補，使植物蛋白質的營養價值提高到與動物蛋白質相接近的水準。

纖維食物巧選擇

食物纖維屬於多醣類，主要存在於蔬菜、糠麩和穀類食物中，水果中的果膠也是一種與纖維素相仿的物質。

纖維素不易被人體消化吸收，因而總是隨糞便排出體外。在形成糞便的過程中，纖維素可使其體積增加，密度減小，並能刺激腸道蠕動和促進排便。食物纖維能影響大腸細菌的活動，使大腸中的膽酸生成量減少，並能稀釋腸內有毒物質，使

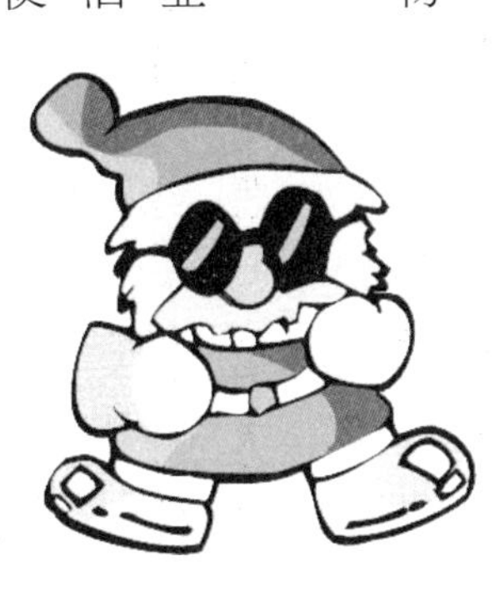

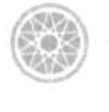

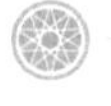

富含纖維素的食物

富含纖維素的食物有：麵麩、米糠、鮮豆莢、嫩玉米、草莓、鳳梨、花生、核桃、菠菜、蒜苗、馬鈴薯、玉蘭片、南瓜、芋頭、胡蘿蔔、紅薯、蘑菇、裙帶菜、海帶等。

糞便變軟和通過腸道的時間縮短，減少致癌物質與易感的腸黏膜長時間接觸，從而防止腸癌的發生。老年人由於胃腸功能下降，腸蠕動減慢，腸內有益細菌、乳酸菌減少；而適量多食用食物纖維，則可彌補這種不足而減少疾病的發生。

延年益壽選黑色食品

所謂選「黑色」，是指黑色食品，主要是指黑米、黑大豆、黑芝麻、黑木耳、香菇、海帶、紫菜、髮菜、豆鼓、烏骨雞和海參等食物。

黑米含有多種氨基酸及多種礦物質和維生素。黑米健脾

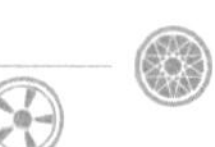
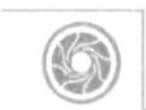

開胃、明目活血，還可治少年白髮。黑豆、豆豉均含植物蛋白、卵磷脂、不飽和脂肪酸、多種維生素和煙酸及大量鈣質。黑芝麻中的維生素E非常豐富，可延緩衰老，有潤五臟，強筋骨、益氣力等作用。黑木耳含鐵質豐富，常食能減少血液凝結，防止動脈粥樣硬化。香菇富含核酸物質，可降血脂、血清膽固醇。海帶、紫菜、髮菜含褐藻胺、碘、鈣、甘露醇等成分，亦有助降低膽固醇。

在食用黑色食品時，最好少吃生冷油膩之物，才能真正達到延年益壽的目的。

健康飲料 白開水

水，是人體重要的七大營養素之一。水是構成人體組織的重要成分，成人體重的百分之六十是水。體內新陳代謝都需要水來參加才能完成。因此可以說，水是生命的清泉。

人到老年，隨著年齡的增長，體內固有水分和細胞中的水分逐漸減少，出現了慢性、生理性失水現

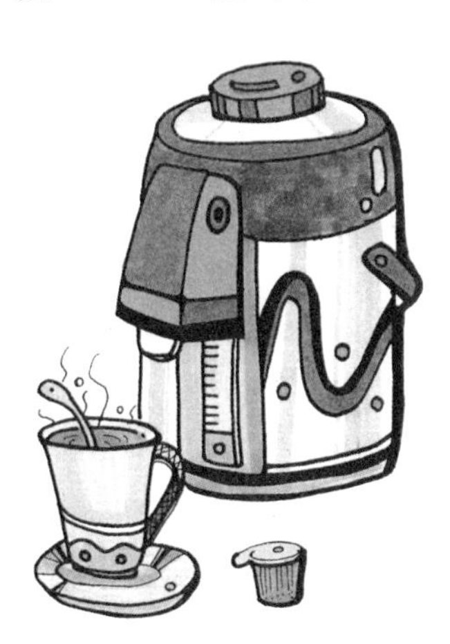

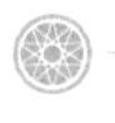
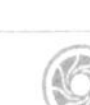

象。正確地喝水對維護人的健康非常重要。煮沸後自然冷卻的白開水不僅解渴，而且最容易透過細胞促進新陳代謝，調節體溫，增加血液中血紅蛋白含量，增進機體免疫功能，提高人體抗病能力。

科學研究和實踐證明，老人每天早上喝一杯水，並能做到持之以恆，對健康和延年益壽有如下好處：

●利尿作用

清晨空腹飲水，十五～三十分鐘就有利尿作用，其效果迅速而明顯。

●促進排便

清晨飲水可預防習慣性便秘。由於胃腸得到及時的清理洗刷，糞便不會淤積乾結。同時，飲水對胃腸也是一種輕微的刺激，能促使胃腸蠕動，有利於排便。

●排除毒素

許多家庭有晚餐吃得豐富的習慣，因此，晚餐攝入的動物蛋白及鹽分進入體內較

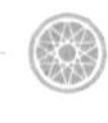
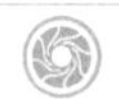

多。動物蛋白質在體內分解代謝會產生一定的毒性物質，早晨起床及時飲水，可由促進排尿，儘快把它們排出體外。

預防高血壓、動脈硬化

若在早晨起床後馬上喝杯溫開水，有利於把頭天晚餐吃進體內的氯化鈉很快排出體外。平時飲水多、愛喝茶的人高血壓及動脈硬化發病率就低。

預防心絞痛

人體經過一夜的睡眠後，體內水分隨尿液、汗液和呼吸丟失許多，血液會變得黏稠，血管腔也因血容量減少而變窄，這常使供給心臟血液的冠狀動脈發生急性供血不足，甚至發生閉塞。因此，心絞痛及心肌梗塞多發生在清晨及上午九點左右。

老年人如在清晨喝杯水，就能達到補充水分、降低血液黏稠度和擴張、復原血管的目的，從而減少心絞痛及心肌梗塞的發生。

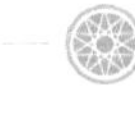
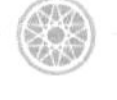

正確的喝水方法

很多人往往在口渴時才想起喝水，而且往往是大口吞嚥，這種做法也是不對的。喝水太快太急會無形中把很多空氣一起吞嚥下去，容易引起打嗝或是腹脹，喝水更應該一口一口慢慢喝。至於喝水時間，切忌渴了再喝，應在兩頓飯期間適量飲水，最好隔一個小時喝一杯。

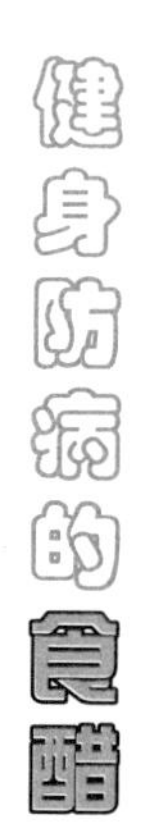

健身防病的食醋

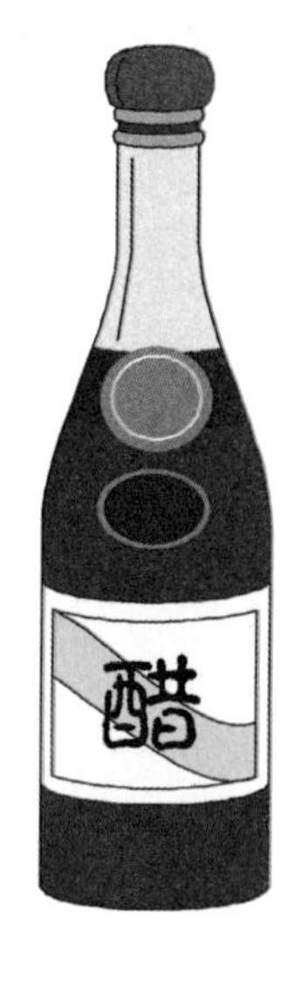

醋是人們日常生活中不可缺少的調味品。它含有百分之三～六的酸味成分，其醋酸含量在百分之九十以上，還含有檸檬酸、乳酸、氨基酸、琥珀酸、葡萄糖、蘋果酸，以及鈣、磷、鐵、B群維生素、醛類化合物及食鹽等。能使胃酸增多，增強消化，提高食慾，殺滅病菌，是老年人的保健食品。

老年人經常食醋，還能起到軟化血管、促進睡眠、預防感冒和清涼防暑等作用。

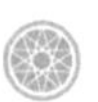
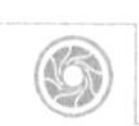

醋蛋的製作與服用

醋具有防治動脈硬化的功能。臨床實踐證明，醋蛋對防治老年人動脈硬化等疾病有效。其方法是：用米醋一八〇毫升，盛入瓶內，放入雞蛋一個，浸泡四十八小時，蛋殼軟化後，用筷子將蛋皮挑破，再將蛋清、蛋黃與醋一起攪勻，即成醋蛋液。每天早上空腹服二十五毫升（服用時加二～三倍的水和適量蜂蜜後調勻），分七天服完。

新型飲料優酪乳

優酪乳是用新鮮牛奶製成的。和新鮮牛奶相比，優酪乳不但具有新鮮牛奶的全部營養成分，而且經常食用還可增進人體健康長壽。

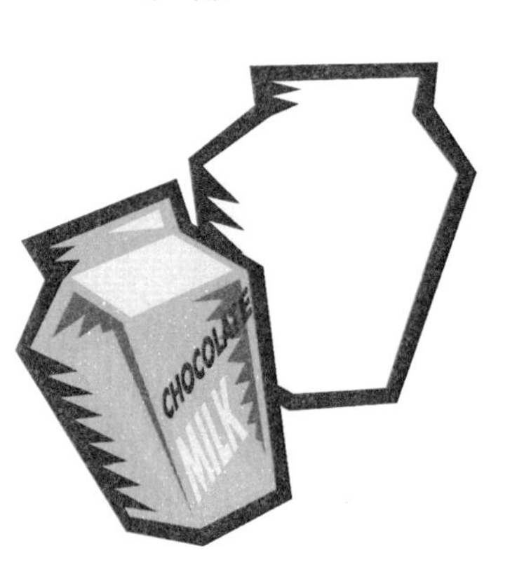

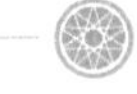
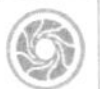

●營養成分更豐富

優酪乳在營養成分上比普通牛奶更豐富，而且其蛋白質變得更加容易消化吸收；乳酸能刺激胃壁蠕動，促進胃液分泌，使消化功能增強，並能與鈣、磷、鐵等無機鹽形成乳酸鹽，從而使其利用率大大提高。

●酸菌作用更獨特

優酪乳中的乳酸菌產生乳酸等有機酸，能有效地抑制腸道內的傷寒桿菌、痢疾桿菌和葡萄球菌等致病菌的繁殖，提高人體對疾病的抵抗力。

●增進食慾更吸收

優酪乳中的乳酸可以增進食慾。其中的游離氨基酸和肽比鮮牛奶有所增加，從而有利於胃腸的吸收和利用。

據分析，優酪乳中的游離氨基酸含量是鮮牛奶的四倍。因此，有助於增強腸胃的消化功能，可治癒老年習慣性便秘、嬰幼兒消化不良性腹瀉等病症。

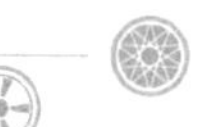
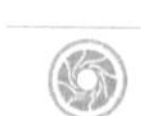

●腸道菌蟲更平衡

優酪乳還可以維持腸道菌蟲的平衡，不但可使腸道內有益細菌增加，而且對腐敗細菌有抑制作用，可以防止腐敗菌分解蛋白質所產生的毒物堆積，從而對預防癌症和抑制腫瘤生長具有重要意義。

優酪乳本身營養豐富，又易消化吸收，非常適合老年人食用，堪稱長壽保健食品。

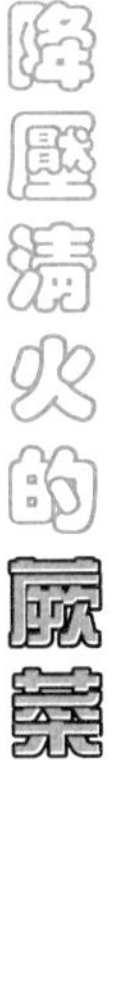

降壓清火的蕨菜

蕨菜，民間也叫如意菜。屬鳳尾花科，多年生草本植物；先開花後生葉。分佈於我國境內凡有山林之處的廣闊地域裏。據植物學家確定，蕨類植物，是二億多年前在古生代二疊紀就有的植物，足見其歷史悠久，所以有人譽蕨菜為古老的山菜王。據陸機《詩經》注云，周秦時代，蕨是當作祭品用的，而今蕨菜不僅是山裏人喜愛吃的山

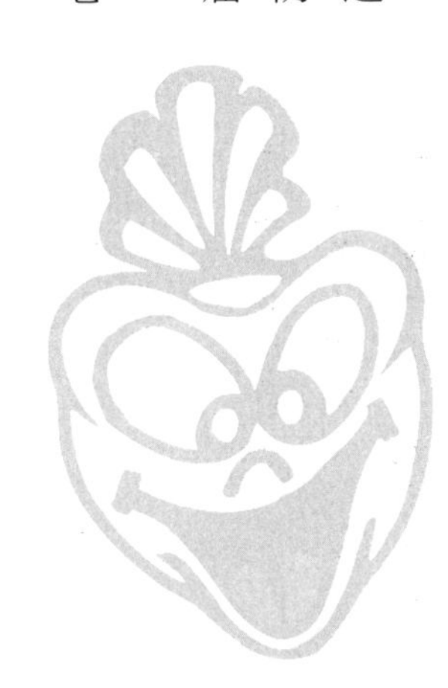

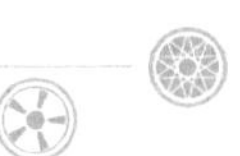
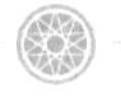
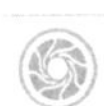

野菜，也是城裏人的美味佳蔬。蕨菜製成菜餚，其味鮮美清香，沁人肺腑，風味獨特，是席上佳餚。

蕨菜不僅營養價值頗高，而且又可以入藥，李時珍對蕨菜之評價是：「去暴熱，利水道，令人睡，補五臟不足」。我國醫學認為：蕨菜味甘、微苦、性寒，具清熱、利濕、利尿、滑湯、益氣、養陰的功效。主要用於治療高熱神昏，筋骨疼痛，腸風熱毒，小便不利，婦女濕熱帶下，大便秘結或習慣性便秘等。現代研究證明，蕨菜有降壓、清火、健胃之作用。所以老年人降壓可考慮食用蕨菜。

蕨菜的營養成分

據分析，每一百克蕨菜中含水分八十六克，蛋白質一·六克，胡蘿蔔素一·六八毫克，抗壞血酸三十五毫克、脂肪〇·四克，纖維素一·三克，碳水化合物十克，灰分〇·四克，鈣二十四毫克，鐵〇·七毫克，可在人體內產生二〇九千焦的熱量。

健身佳品大蒜

大蒜自古以來就是民間的健身佳品。它既能調味，又能助消化和促進食慾，還是神奇的良藥。

近年來，大蒜的防癌作用已被廣泛認識。大蒜中的脂溶性揮發油等有效成分，有激活巨噬細胞的功能，增強免疫力，從而提高機體抵抗力；它還能抑制胃內硝酸鹽還原菌的生長，從而減少胃液中因細菌作用而產生的亞硝酸鹽。此外，大蒜中還含有微量元素硒、鍺等多種抗癌物質，所以常食大蒜可預防胃癌、食管癌的發生。

大蒜又有「土生土長的青黴素」這一美名，其神奇藥效的秘密在於它含有一種辛辣含硫的揮發性植物殺菌素——大蒜素。大蒜中所含的蛋白質、無機鹽、醣類、氨基酸和維生素B_1、維生素C等成分，對人體健康都非常有益。

據近代科學研究報導，大蒜具有降低膽固醇的作用，其治療方法簡單易行，患者只需每日生食大蒜三克，經過一個月，膽固醇含量就會明顯降低。德國醫學家用大蒜

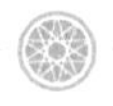
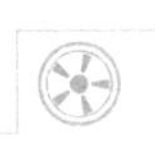
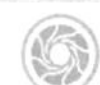

治療八十例高血壓患者，觀察結果表明，患者的血壓均獲得穩定下降。他們認為，大蒜的降壓作用，來自它含有的「配糖體」。

醫學界還認為，大蒜對防治心臟病有特效，因為血脂過高的人常因脂肪阻塞而引起心臟病，而大蒜卻具有清除脂肪的作用。所以，常食大蒜可減少心臟病的發生。大蒜還可促進機體對B群維生素的吸收，從而得到保護神經系統和冠狀動脈的功能及預防血栓的形成。老年人降壓、降脂、防治心臟病可多吃大蒜。

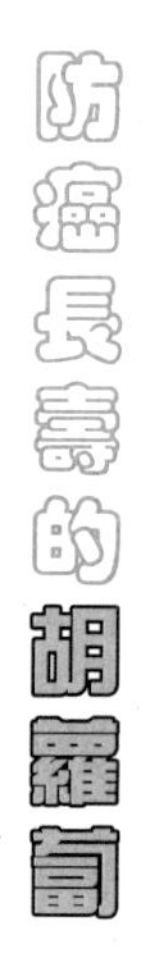

胡蘿蔔在西方有很高的聲譽，被視為菜中上品。荷蘭人把它列為「國菜」之一。胡蘿蔔所含的營養素很全面。胡蘿蔔素有維護上皮細胞的正常功能、防治呼吸道感染、促進人體生長發育及參與視紫紅質合成等重要功效。

近年來，國內外資料均報導，胡蘿蔔具有突出的防癌抗癌作用。研究發現，缺乏維生素A的人，癌症發病率比正常人高二倍多。每天如能吃一定量的胡蘿蔔，對預防癌症大有益處。因為胡蘿蔔中所富含的胡蘿蔔素能轉變成大量的維生素A，因此，可

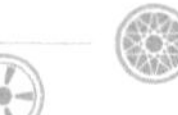
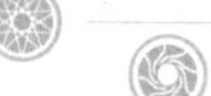

以有效地預防肺癌的發生，甚至對已轉化的癌細胞也有阻止其進展或使其逆轉的作用。研究還發現，胡蘿蔔中含有較豐富的葉酸，為一種B群維生素，也具有抗癌作用；胡蘿蔔中的木質素，也有提高機體抗癌的免疫力和間接殺滅癌細胞的功能。對長期吸煙的人，每日如能飲半杯胡蘿蔔汁，對肺部也有保護作用。

胡蘿蔔素因屬脂溶性物質，故只有在油脂中才能被很好地吸收。因此，食用胡蘿蔔時最好用油類烹調後食用，或同肉類同煨，以保證有效成分被人體吸收利用。

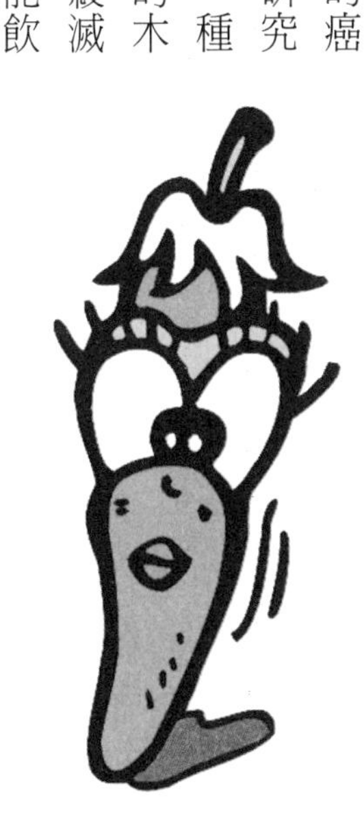

胡蘿蔔的營養成分

據測定，每百克含碳水化合物七・六克，蛋白質〇・六克，脂肪〇・三克，鈣三十毫克，鐵〇・六毫克，以及維生素B_1、維生素B_2、維生素C等，特別是胡蘿蔔素的含量在蔬菜中名列前茅，每百克中約含胡蘿蔔素三・六二毫克，相當於一九八一國際單位的維生素A，而且於高溫下也保持不變，並易於被人體吸收。

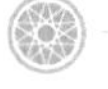

祛除老年斑的洋蔥

洋蔥，俗稱蔥頭，為百合科植物。隨著醫藥學和生物化學的深入研究，洋蔥對於中老年人獨特的醫療保健作用，正日益受到人們的重視。

洋蔥是目前所知的唯一含有前列腺素的植物。這種前列腺素是一種較強的血管擴張劑，能降低人體外周血管和冠狀

洋蔥的營養成分

據分析，每百克洋蔥中含蛋白質一．八克，碳水化合物八克，鈣四十毫克，磷五十毫克，鐵一．八毫克，維生素C八毫克及少量的胡蘿蔔素、硫胺素、尼克酸等。洋蔥幾乎不含脂肪，而在其精油中卻含有能降低高血脂的含硫化合物的混合物。

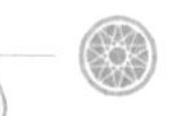
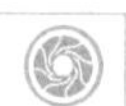

動脈的阻力，有對抗人體兒茶酚胺等升壓物質的作用，並能促使可引起血壓升高的鈉鹽的排泄，具有降低血壓和預防血栓形成的作用。

洋蔥含有的二烯丙基二硫化物及少量含硫氨基酸則具有抗血管硬化和降低血脂的奇異功能。觀察發現，患有高血脂的病人，在食用一段時間洋蔥後，其體內的血膽固醇、甘油三酯和β脂蛋白均有明顯的降低。

洋蔥中含有的植物殺菌素，具有抑菌和防腐的作用。夏秋季節多吃些洋蔥，對由痢疾桿菌、大腸桿菌導致的腸道傳染病也有防治作用。此外，洋蔥中還富含辛辣的揮發油，能刺激中老年人功能偏低的消化系統，促進消化液的分泌，有健胃和助消化作用。

重要的是，吃洋蔥還能祛除老年斑。洋蔥中含有硫質和必需維生素等營養成分，能消除體內不潔廢物，使肌體保持潔淨。

適合老年人吃的豇豆

中醫認為，豇豆味甘鹹平，有化濕補脾作用。用於食療對動脈硬化、高血壓、糖尿病、水腫、消化不

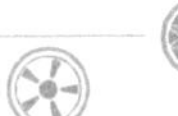
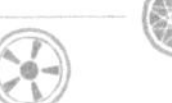

良、便秘等都有較好的輔助治療效果。

豇豆老嫩均入饌，是最適合老人多吃的蔬菜，新鮮豇豆煮熟，加入蒜泥、香油、味精及鹽等，拌勻後食用。其味清脆甘爽，且營養豐富，能使人大開胃口。如果豇豆與肉、蔥一併切碎作餡來包餃子或包子，不失為極佳的麵食。泡豇豆切碎與肉渣同炒，更是助餐的家常菜。至於用豇豆燉肉、老豇豆子熬粥，蒸飯或作糕餅，則有健脾腎、生津液的功效，適合老年體弱者食用。

豇豆中植物蛋白質較高（每一百克含二・四毫克），有人稱豇豆是「蔬菜中的肉食品」。營養學家建議，長期吃素的人可用豇豆佐餐，加之它易於消化，富含纖維素，可促進胃腸蠕動，常吃豇豆還能防治便秘症。

豇豆的營養成分

據測定，豇豆含蛋白質、脂肪、碳水化合物、精纖維素、維生素B和維生素C，以及鈣、磷、鐵等諸多有益成分。尤以蛋白質、維生素B含量最為豐富。

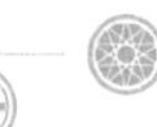
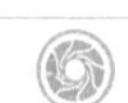

長壽妙藥香菇

香菇不但具有清香的獨特風味，而且含有豐富的對人體有益的成分。香菇中還含有豐富的食物纖維，經常食用能降低血液中的膽固醇，防止動脈粥樣硬化，對防治腦溢血、心臟病、肥胖症和糖尿病都有效。近年來，美國科學家發現香菇中含有一種「β－葡萄糖苷酶」，試驗證明，這種物質有明顯的加強機體抗癌的作用，因此，人們把香菇稱為「抗癌新兵」。香菇還能抗感冒病毒，因香菇中含有一種干擾素的誘導劑，能誘導體內干擾素的產生，干擾病毒蛋白質的合成，使其不能繁殖，從而使人體產生免疫作用。

香菇性寒、味微苦，有利肝益胃的功效。我國古代學者早已發現香菇類食品有提高腦細胞功能的作用。如《神農本草》中就有服餌菌類可以「增智慧」、「益智開心」的記載。現代醫學認為，香菇的增智作用在於含有豐富的精氨酸和賴氨酸，常吃，可健體益智。

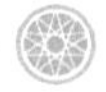
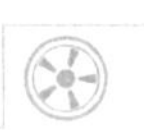
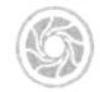

香菇的營養成分

據分析，每百克鮮香菇中含蛋白質十二～十四克，碳水化合物五九．三克，鈣一二四毫克，磷四一五毫克，鐵二五．三毫克，還含有多醣類、維生素B_1、維生素B_2、維生素C等。乾香菇的水浸液中含有多種氨基酸、乙酰胺、膽鹼、腺嘌呤等成分。

菌中明珠銀耳

銀耳，又稱白木耳，由於銀耳所含的營養全面，且有一定的藥用價值，歷來與人參、鹿茸同具顯赫聲譽，被人們稱為「山珍」、「菌中明珠」。

歷代醫學家都認為，銀耳有「強精、補腎、潤肺、生津、止咳、清熱、養胃、補氣、和血、強心、壯身、補腦、提神」

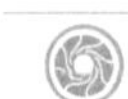

銀耳的營養成分

銀耳每百克含蛋白質五克，脂肪〇．六克，碳水化合物七十九克，熱量一四二五千焦，鈣三八〇毫克，磷二五〇毫克，鐵三〇．四毫克。此外，還含有多種維生素和微量元素及銀耳多糖等成分。

之功。作為營養滋補品，它適用於一切老弱婦孺和病後體虛者，還具有扶正強壯作用，並常用於治療老年慢性氣管炎等病症，對高血壓、血管硬化患者，尤為適宜。

近年來的醫學研究還證明，從銀耳中分離出來的多種醣類物質，對惡性腫瘤也有明顯的抑制作用。常服銀耳湯，還可獲得嫩膚美容的效果。

返老還童的芝麻

芝麻作為食品和藥物，均被廣泛應用。古籍書中對它有很多記載。《神農本草經》說芝麻主治「傷中虛羸，補

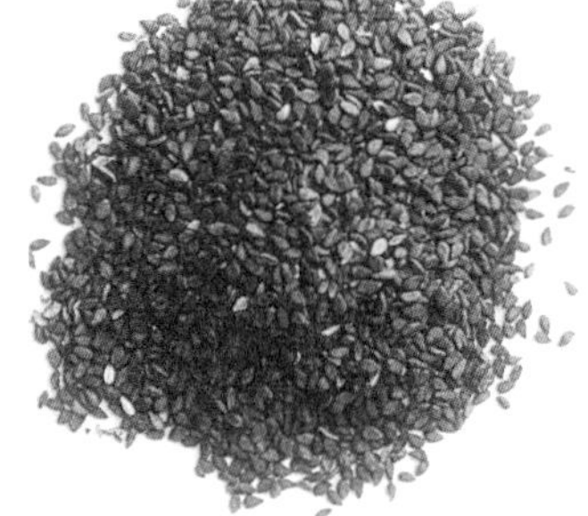

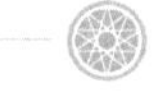

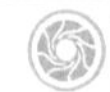

五臟，益力氣，長肌肉，填髓腦」。《明醫錄》說它具有堅筋骨、明耳目、耐饑渴、延年等功效。晉代的葛洪說，芝麻「能使身面光澤，白髮還黑」。芝麻的這些功用已被現代醫藥理論和實踐所證實。

據測定，芝麻含有多種營養物質，古代人關於服食芝麻可除一切痼疾，可返老還童、長生不老的說法，看來是有一定道理的。芝麻的抗衰老作用，還在於它含有豐富的維生素E這種具有重要價值的營養成分。

維生素E的作用機理是抗氧化作用，它可以阻止體內產生過氧化脂質，從而維持含不飽和脂肪酸比較集中的細胞膜的完整和功能正常，並可防止體內其他成分受到脂質過氧化物的傷害。此外，維生素E還能減少體內脂褐質的積累。這些都可以起到延緩衰老的作用。

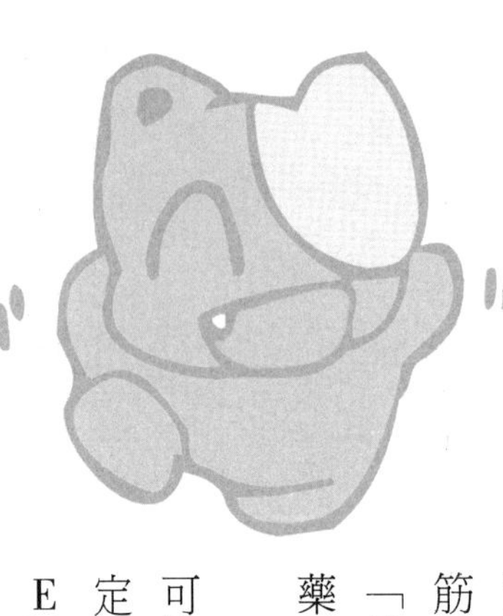

芝麻中含有豐富的卵磷脂和亞油酸，不但可治療動脈粥樣硬化，補腦，增強記憶力，而且有防止頭髮過早變白、脫落及美容潤膚、保持和恢復青春活力的作用。

研究發現，芝麻還含有抗氧化的元素硒，它有增強細胞抵制有害物質的功能，從而得到延年益壽的作用。

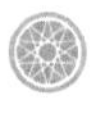
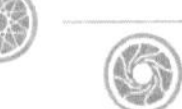

芝麻的營養成分

每百克芝麻含蛋白質二一．九克，脂肪六一．七克，鈣五六四毫克，磷三六八毫克；特別是鐵的含量極高，每百克可高達五十毫克。因此，古人說芝麻能「填精」、「益髓」、「補血」，其根據也在於此。此外，芝麻還含有脂溶性維生素A、維生素D、維生素E等。芝麻所含的脂肪，大多數為不飽和脂肪酸，對老年人尤為重要。

山野長壽果松子

松子，又名松子仁、海松子、新羅松子，為松科植物紅松的種子。從古至今，人們普遍喜食。明代的《本草經疏》中指出，「松子味甘補血。血氣充足，則五臟自潤，髮黑不饑。仙人服食，多餌此物。故能延年，輕身不老」。故被譽為「長生

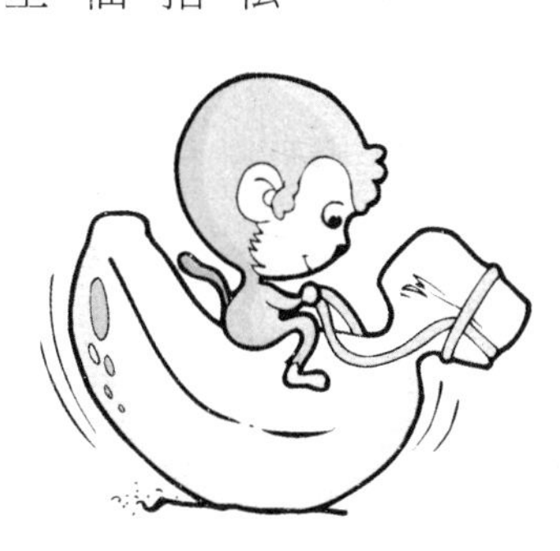

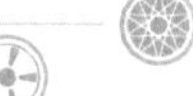
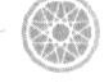
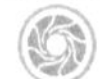

果」。

據現代科學分析證實，松子仁有很高的營養和藥用價值。松子中的脂肪成分主要為亞油酸、亞麻油酸等不飽和脂肪酸，有軟化血管和防治動脈粥樣硬化的作用。因此，老年人常食用松子，有防止因膽固醇增高而引起心血管疾病的作用。另外，松子中含磷較為豐富，對人的大腦神經也有益處。

據歷代醫藥文獻資料記載，松子又常被中醫用作滋補強壯藥物使用。它對老年慢性支氣管炎、支氣管哮喘、便秘、風濕性關節炎、神經衰弱和頭暈眼花患者，均有一定的輔助治療作用。

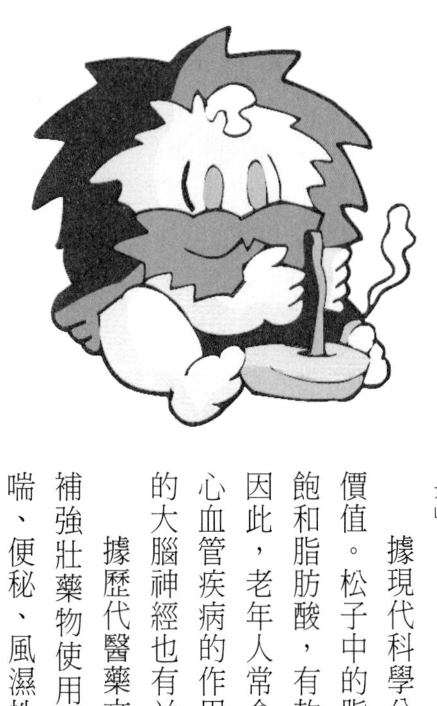

松子的營養成分

每百克可食部含蛋白質一六・七克，脂肪六三・五克，碳水化合物九・八克，鈣七八毫克，磷二三六毫克，鐵六・七毫克。

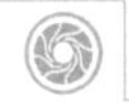

令人長壽的栗子

栗子含有豐富的營養，每百克含糖及澱粉六二～七十克，蛋白質五・一～十・七克，脂肪二～七・四克，尚含有維生素A、維生素B_1、維生素B_2、維生素C、維生素P及無機鹽。現代醫學認為，栗子所含的不飽和脂肪酸和多種維生素，對高血壓、冠心病和動脈硬化等疾病，有較好的預防和治療作用。老年人如常食栗子，可達到抗衰老、延年益壽的目的。

栗子也是一種補養治病的良藥。中國醫學認為，栗子性味甘溫，有養胃、健脾、補腎、壯腰、強筋、活血、止血和消腫等功效，適用於腎虛所致的腰膝酸軟、腰腳不遂、小便多和脾胃虛寒引起的慢性腹瀉及外傷骨折、淤血腫痛、皮膚生瘡和筋骨痛等症。古人用栗子治病、滋補的方法很多。

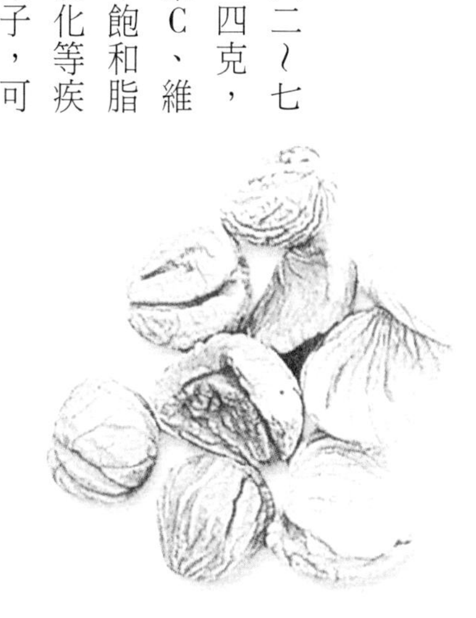

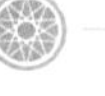

栗子的食療方法

用栗子三十克，加水煮熟，放紅糖適量，每晚睡前服一次。對病後體虛、四肢酸軟無力有效。用於補腎氣、壯筋骨，可用栗子、大米適量，共煮粥，加白糖食用，每日一次。老人如有腎虛、腰酸腳弱者，每日早晚各吃風乾生栗七個，細嚼成漿嚥下；也可用鮮栗子三十克，置火堆中煨熟吃，每天早晚各一次。治跌打損傷、淤血腫痛，可用生栗子去殼，將肉研爛如泥，塗患處。

防老抗衰青春果奇異果

奇異果含有極高的營養價值。它含有豐富的鈣、磷、鐵等元素和多種維生素以及蛋白質、脂肪、碳水化合物。最引人注目的是每百克鮮果肉中含維生素C一〇〇～四二〇毫克，有的品種甚至可高達九六〇毫克，比柑橘類高五

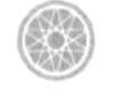

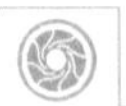

十一倍，是蜜桃的七十倍、鴨梨的一百倍、蘋果的二百倍。維生素C的含量，堪稱百果之冠。

藥理研究表明，奇異果鮮果及果汁製品，不但能補充人體營養，而且可以防止致癌物質亞硝胺在人體內的生成，還可降低血清膽固醇和甘油三酯水平，對消化道癌症、高血壓、心血管疾病具有顯著的預防和輔助治療作用。

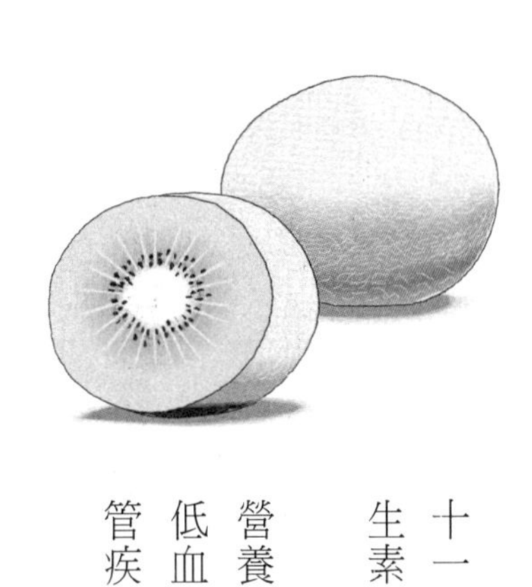

養顏益壽果 紅棗

紅棗，自古被列為「五果之一」。素有「木本糧食」之稱。遠在三千多年前，大棗就已成為我國北方人民的重要食品了。《戰國策》中記載，蘇秦對燕文侯說：「北方有棗栗之利，民雖不細作，棗栗之食，足食於民」。還有「北方大棗味有殊，既可益氣又安軀」的說法，則是古代人對棗的營養及醫療價值的概括。

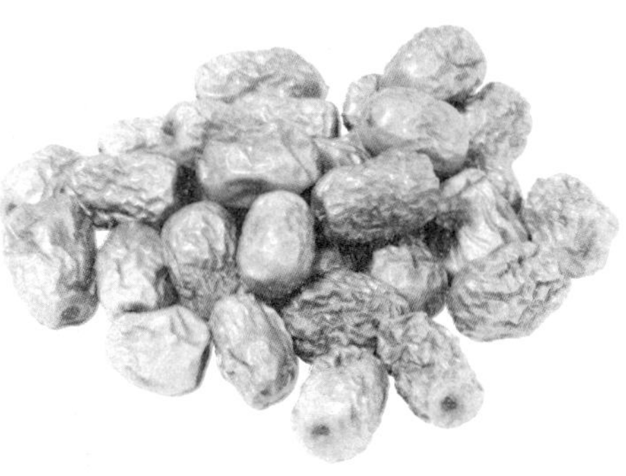

此外，棗還含有豐富的有機酸、黏液質、維生素B_2、維生素P、胡蘿蔔素以及鈣、磷、鐵等元素。因此，又是較好的緩和滋補品，可用以治療貧血、血小板減少性紫癜病。經常食用大棗，對身體虛弱、神經衰弱、脾胃不和、消化不良和勞傷咳嗽的患者大有益處。俗話說：「一日吃三棗，一輩子不顯老」。老年人常吃大棗，能養顏益壽。

大棗還有重要的醫療作用。因它富含維生素C，對防癌抗癌有重要作用；它所含的維生素P能健全人體的毛細血管，對防治高血壓及心血管疾病有益。將紅棗與淮小麥、甘草煎湯飲服，對血小板減少性紫癜、婦女更年期發熱出汗、心神不定、情緒易激動等均有調補作用。

紅棗的營養成分

據測定，每百克鮮棗含蛋白質一・二克、脂肪〇・二克，含糖量可高達百分之七十，棗的維生素含量也相當豐富，每百克鮮棗含維生素C三八〇～六〇〇毫克，為柑橘的八～十七倍，香蕉的五十～一百倍，蘋果的五十倍以上，因而有「活維生素C丸」之稱。

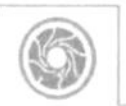

益壽靈丹果 沙棘

沙棘，又稱醋柳、酸刺，是生長在中國華北、西北和東北地區的一種野生落葉灌木或小喬木，果實為橢圓形，橙黃色。據測定，沙棘果中除含有蛋白質、脂肪、碳水化合物外，還有人體必需的多種維生素和無機鹽，其中維生素含量豐富。尤以維生素C含量最高，幾乎居一切果、蔬之冠。

沙棘果含脂肪約百分之十一，大部分由不飽和脂肪酸所組成，極易被人體吸收利用，並能降低血液中的膽固醇和甘油三酯，可有效地防治高血壓和冠心病。

沙棘果具有很高的食用和藥用價值。據醫學家研究認為，沙棘果具有多種醫藥功能，可活血降壓，對心血管系統諸病有顯著的治療作用；也能消喘止咳，可用於治療慢性氣管炎、咳喘等呼吸系統疾病；並能防治癌症，原果中及藥品中含有多種化學成分，具有延緩和防治癌變、延年益壽功效。

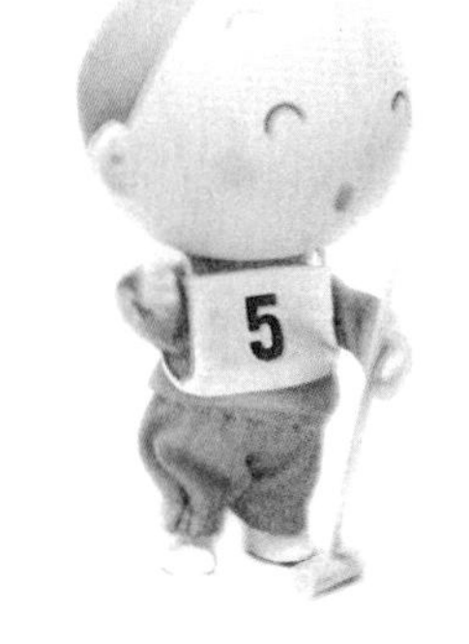

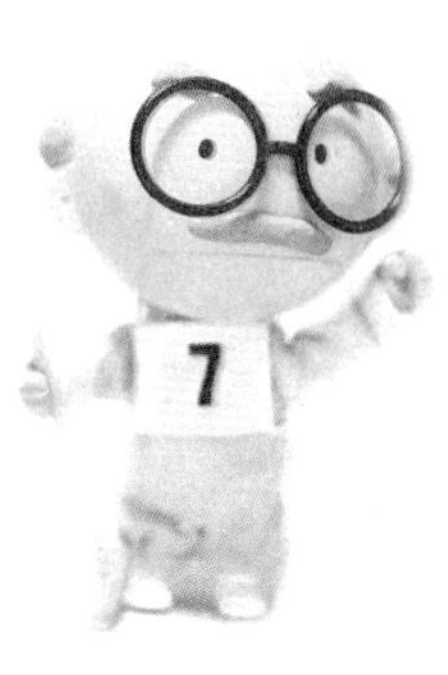

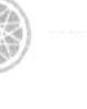
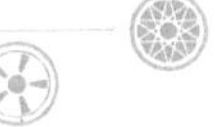
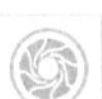

沙棘果的維生素含量

每百克沙棘果中含維生素C可高達八〇〇～八五〇毫克，最高可達二一〇〇毫克以上；含維生素E一五～二二〇毫克；維生素A的含量則相當於豆油的二十～三十倍。故而有「維生素寶庫」之稱。

強身健體的豬血

醫學研究證明，豬血內所含的鋅，銅等微量元素，具有提高免疫功能和抗衰老的作用，豬血中的卵磷脂能抑制低密度膽固醇的有害作用，有助於防治動脈硬化，是老年人及高血壓、冠心病、高血脂症及腦血管病患者的理想食品。

此外，老年人由於牙齒脫落而有咀嚼困難，加之消

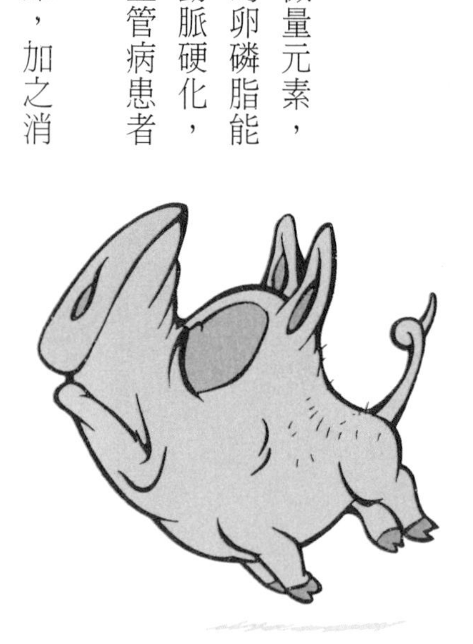

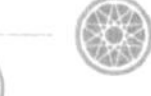
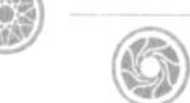

化功能的減退，食物往往不能被充分消化吸收，容易患營養不良，而豬血便於咀嚼，容易消化吸收，所以，老年人常食豬血既有營養，又能強身健體。

長命百歲的龜肉

龜，又名金頭龜、金錢龜、金龜、泥龜等。俗話說，「千年王八萬年龜」，龜是動物中的「老壽星」。由此，古代人認為，吃龜肉可以使人延年益壽。

龜肉含蛋白質、碘、維生素很豐富，含有少量脂肪，尤其是龜背的裙邊部分，富含膠質蛋白，有很好的滋陰效果。因龜肉有含蛋白質高、含脂肪低的特點，所以，非常適合老年人滋補之用。

中醫認為，龜肉性溫，有止寒嗽、療血痢、治筋骨疼的功效。《本草綱目》說：龜肉「通任脈，助陽道，補陰血，益精氣，治痿弱」。所以，凡久病精血虧虛、羸疲乏力、久癱痿弱、虛勞咳嗽咯血的患者，都可將龜肉作為滋補食品。

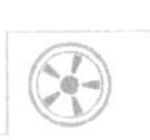
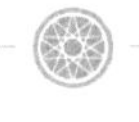

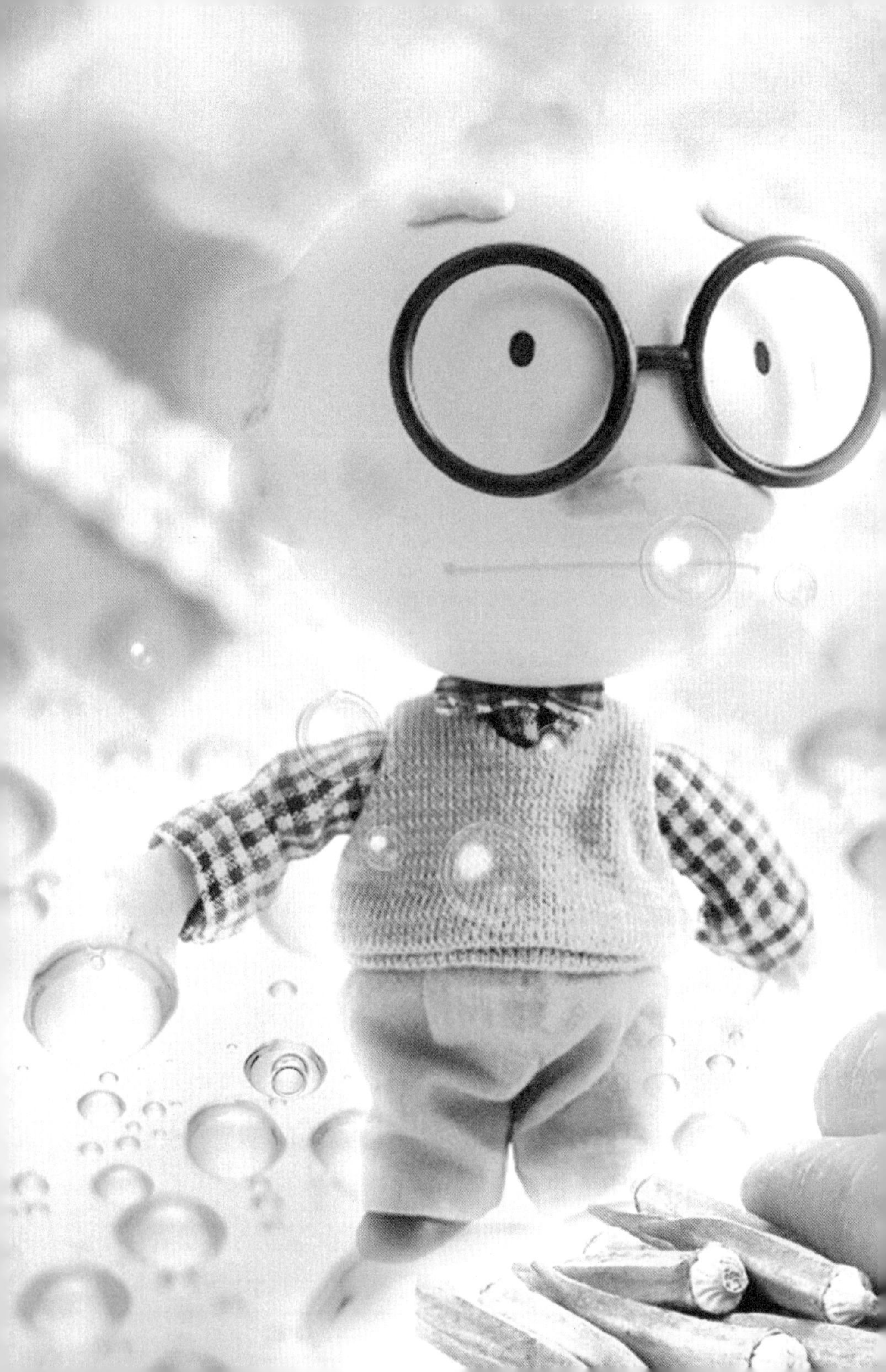

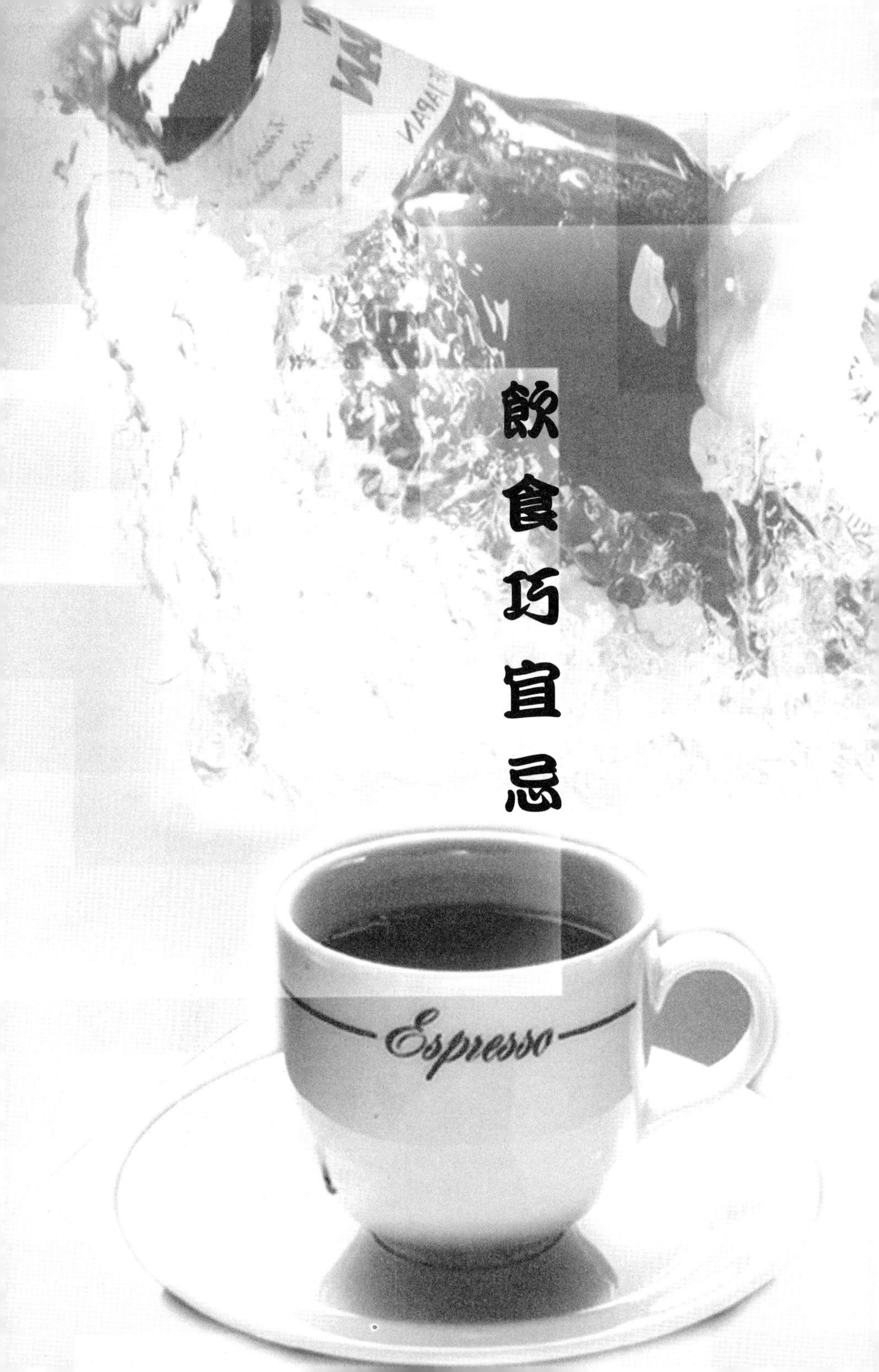

飲食巧宜忌

老年人飲食宜與忌

宜食與忌食，是中醫飲食療法中比較通俗的一種叫法。凡是對人體疾病有輔助防治作用的食品被稱為宜食品，簡稱宜食，應該經常吃；而能使人身體不適，誘發疾病，加重病情的食品，就是忌食品，應該避免吃。

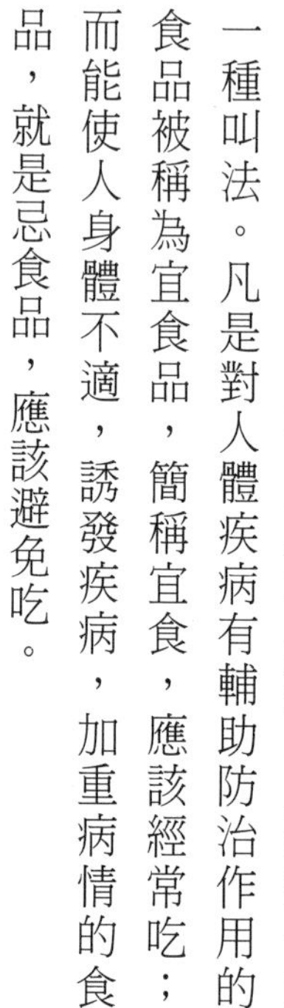

●宜遲忌早

現代醫學研究認為，人體消化系統到早晨還處於休息狀態，至少需要二～三小時後，消化系統才能恢復正常功能。如果早餐吃得過早，就會干擾胃腸的休息，加重消化系統的負擔。自然循環必然受到干擾，代謝物不能及時排除，積存於體內則會成為各種老年疾病的誘發因素。早餐

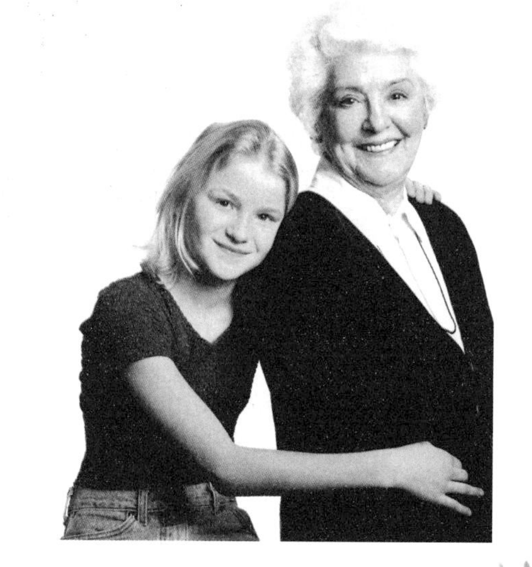

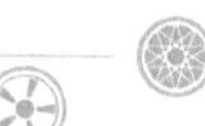
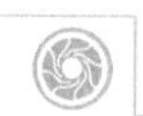

一般應在八點半至九點之間較為合適。

●宜軟忌硬

老年人由於腎氣虛弱，牙齒鬆動無力，胃腸蠕動能力減弱，消化液分泌減少。在飲食上以鬆軟為好，不吃油炸燒烤類堅硬食品。

在食物烹調上，以蒸、煮、燉、燴為主，有助於消化吸收。老年人以食粥養生最佳，尤其是早餐食粥，有利養胃。

●宜淡忌鹹

飲食過鹹會使鈉離子在人體內過剩，引起血管收縮，致使血壓升高，造成腦血管障礙。老年人應嚴格控制鹽量，每人每天以三克左右為宜。

老年人在飲食上，還應忌過甜、過辣的食物，防止身體發胖或胃腸受刺激。

●宜溫忌寒

在深秋和冬季，宜選擇食用具有溫補作用的食品與藥膳等，以利保養元氣，夏天

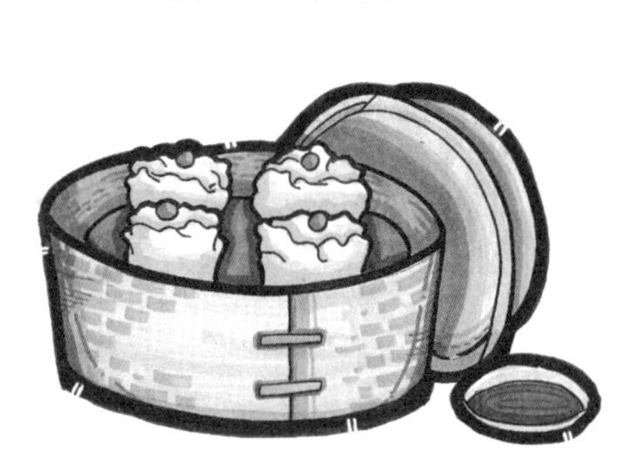

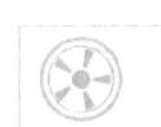
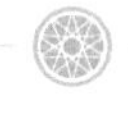
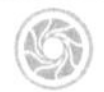

要少食生冷食品，尤其是冷飲，謹防損傷脾胃，引發消化不良、腹痛、腹瀉等病症。孫思邈對寒溫適度提出測量的方法：「熱無灼唇，冷無冰齒。」

宜鮮忌陳

新鮮食物所含的營養素多，而且味道鮮美，既能誘發老年人食慾，又便於消化吸收。老年人由於機體免疫力減退，肝臟的解毒功能降低，在飲食中切忌一切腐敗變質的食物及半死的甲魚、螃蟹等。

宜少忌多

飲食過量，極易造成胃腸負擔過重。飽餐可損害腦功能，促人衰老。古人說過：「食慾數而少，不慾頓而多。」老年人應根據自己的體質、活動量的大小等具體情況，實行少而精、少吃多餐的原則。

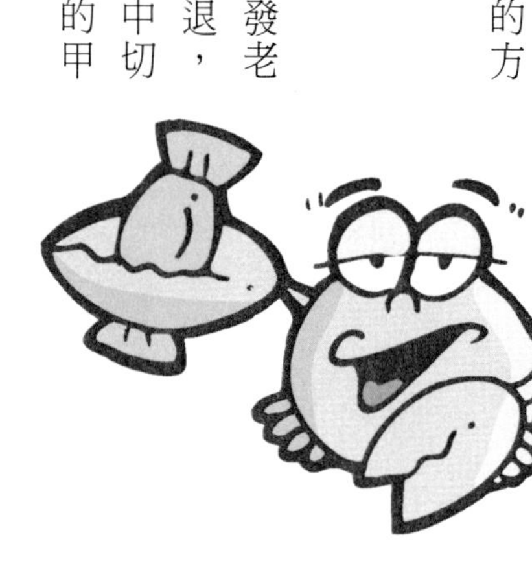

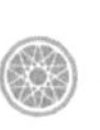
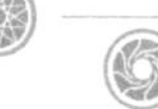

宜素少葷

過食葷膩食品，容易罹患高血壓、動脈粥樣硬化、冠心病、高血脂症、糖尿病等病症。宜素為主，少佐葷，注意葷素搭配。古代養生家曾提倡：「五穀為養、五畜為益、五菜為充、五果為助」，表明不同營養在體內可以互補。

宜茶忌酒

適量飲茶，可補充維生素、葉酸、煙酸等必需的營養物質。飲茶有提神、醒腦、改善腸胃功能，防治高血壓、冠心病、齲齒、癌症等。酒能使人體的組織器官受損害，降低智力和加劇癡呆症狀。長期酗酒會引起胃和肺的出血與肝硬化，甚至發展為肝癌，因此宜少飲酒為佳。

老年人宜常吃常餡食物

俗話說看戲看旦兒，吃包子吃餡兒。老年人常吃水餃、餛飩、

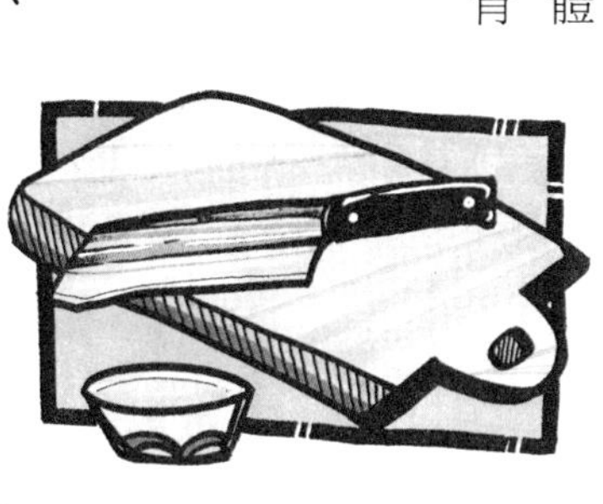

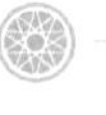

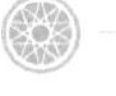

包子等各種帶餡食品，既能增加各種營養，又有益於身體健康，好處很多。

●帶餡食品可為老年人提供多種營養元素

各種帶餡食品的餡是由豬肉、牛肉、羊肉、雞肉、魚肉、雞蛋、海米、蝦皮、木耳、植物油和白菜、韭菜、冬瓜、芹菜、西葫蘆以及蔥、薑、蒜、食鹽、味精、醬油等調味品製成的。這種多樣化的食品可以提供多種維生素及鈣、磷、鉀、鐵、鎂等礦物質，能夠為老年人提供多種營養元素，可防治老年人營養缺乏症。

●有利於老年人對各種營養的消化吸收

老年人大多都牙齒鬆動或缺牙，咀嚼能力差，而各種帶餡食品都經過加工切碎，細而軟，很適合老年人食用。既能增強食慾，又有利於各種營養的消化吸收。

●可以防治老年病

各種蔬菜是菜餡的主要原料，在各種蔬菜裏含有大量的纖維素，老年人常吃纖維

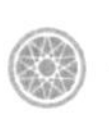
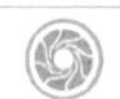

素可以明顯增強胃腸蠕動，這對通便、防治動脈硬化和預防各種癌症都有重要作用。

老年人吃水果宜與忌

水果，酸甜適口，人人喜食。它不僅是人們日常茶餘飯後的一種享受，而且能為人體提供豐富的維生素和無機鹽。水果中的各種營養成分，有助於老年人保健，有助於一些老年病的防治，並能增強免疫功能。因此，老年人應經常吃些新鮮的水果。

- 老年人消化能力差、腸蠕動減慢、胃黏膜萎縮、胃酸過量等，也常伴有各種疾病發生。因此，一次不宜進食大量的水果，可採用「少食多餐」的吃法。
- 經常胃酸的，忌吃李子、山楂、檸檬等含有機酸較多的水果。
- 經常大便乾燥的，宜多吃些桃子、香蕉、桔子等，忌吃柿子。
- 經常腹瀉的，忌吃有緩下作用的水果，宜吃蘋果，因為蘋果有收斂和固澀的作

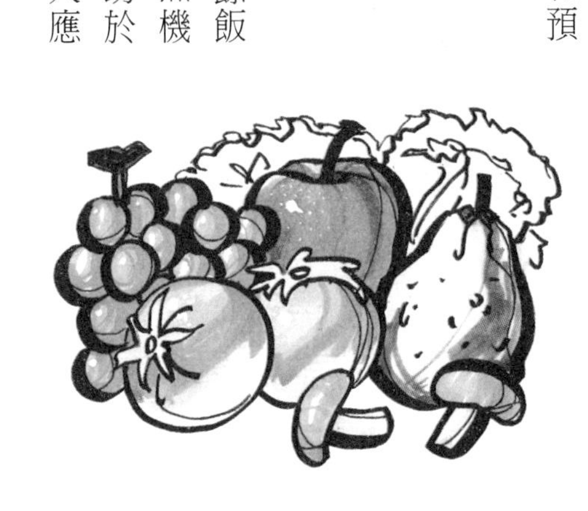

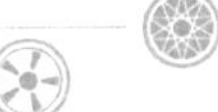
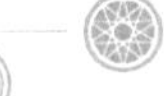

用。

- 有心臟病及水腫的，忌吃含水量較多的西瓜、椰子等水果，以免增加心臟的負擔以及加重水腫。
- 患有糖尿病的，忌食含糖量較多的梨、蘋果、香蕉等水果。
- 肝炎患者宜食些桔子和鮮棗等含維生素C較多的水果，有利於肝炎的治療和恢復。
- 不要在飯前吃水果，以免影響正常進食及消化。
- 腎炎、高血壓等病患老人，忌食香蕉，香蕉性寒、質滑，但含鉀量高。

食品的宜和忌

一種食品，可能對一些人來說宜食，而對另一些人來說卻是忌食。如果一種食品對您是宜食食品，那麼，與這種食品性能相反的食品就必然是您的的忌食食品了。比如對寒證有治療作用的食品，一般都具有味辛性溫熱的性能作用，熱證患者吃了它，就像火上澆油，會加重病情。這種對寒證有利的宜食食品，而對熱證病人來說則是忌食食品。

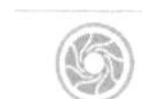

老年人吃蝦皮的宜與忌

●宜吃蝦皮的情況

蝦皮內含有豐富的鉀、碘、鐵、磷等微量元素及維生素、氨茶鹼等成分，且其肉和魚一樣鬆軟，易消化，不失為適合老年人食用的營養佳品，對健康極有裨益。尤其值得一提的是，老年人常食蝦皮，可預防自身因缺鈣所致的骨質疏鬆症。

老年人在做菜時放一些蝦皮，對提高食慾和增強體質都是有好處的。

●忌吃蝦皮的情況

但某些過敏性疾病的患者，如過敏性鼻炎、支氣管哮喘，反覆發作過敏性皮炎、過敏性腹瀉等，卻應忌食蝦皮。

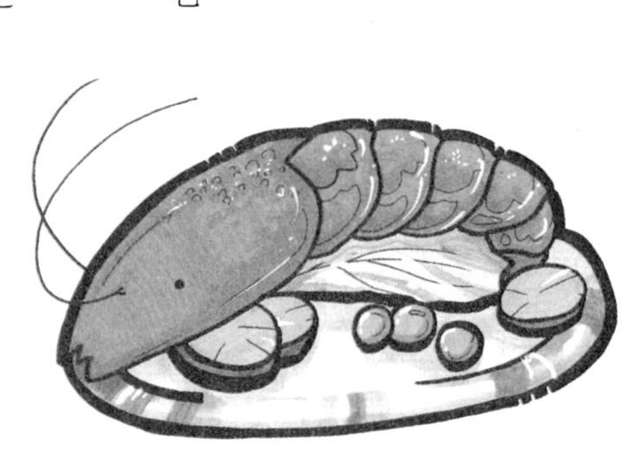

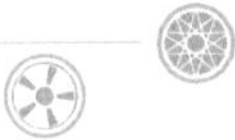
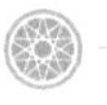

蝦皮的營養成分

蝦皮營養極為豐富，一千克蝦皮所含蛋白質相當於二千克鯉魚、二千克牛肉、六千多克巧克力、三千多克雞蛋、十二千克優質牛奶的含量。據測算，每一百克蝦皮中含有的鈣竟高達二千毫克。

老年人飲食宜掌握「四度」

老年人飲食，除了要選擇適宜老年人的食譜外，還應注意進食的科學性，掌握以下「四度」的分寸。

● 速度

老年人的牙齒較稀，消化功能下降，如果不充分咀嚼，就會影響食物的消化吸收。有的老年人鑲有假牙，如果進食

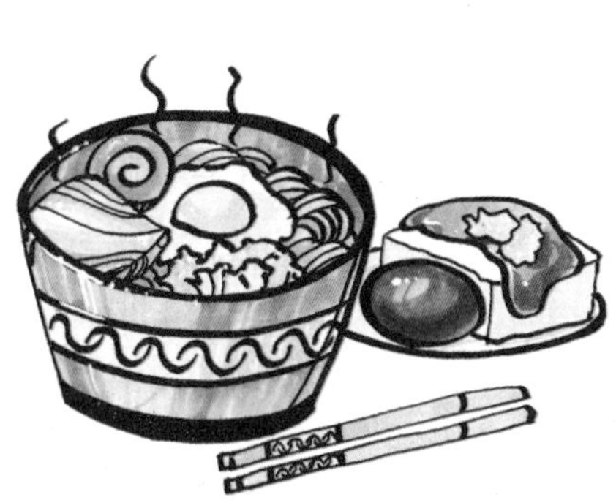

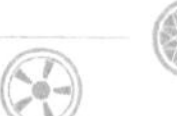
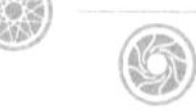

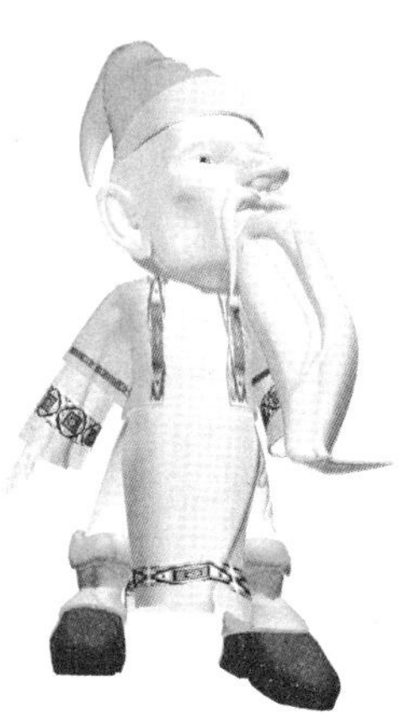

過快，還易將假牙吞入食道和胃，假牙中的細金屬絲也可能劃破食道和胃壁，造成消化道出血。

飽度

吃得過飽，食物不能全部被消化，會有許多未消化的食糜團在腸道中長時間停留，經細菌發酵後會產生較多的氣體，使人感到腹脹和不適。吃得過飽，對胃腸道也是一個沉重的負擔，老年人支撐胃的肝胃韌帶、膈胃韌帶等會由於牽拉而鬆弛，從而還有罹患胃下垂的可能。

溫度

老年人的胃腸道黏膜變薄，腺體和小絨毛逐漸萎縮，對食物的刺激十分敏感，如果進食過燙或過冷的食物，都會對胃腸道產生刺激，影響消化功能。因此，老年人食物的溫度應以二十～四十度為宜。

硬度

老年人的唾液澱粉酶、胃酸、胃澱粉酶、胰脂肪酶和澱粉酶等消化液的分泌減

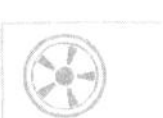
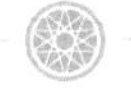
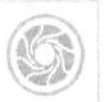

少，加之腸道蠕動減弱，消化功能較差，如果食用沒有煮爛或不易嚼碎的較硬食物，易引起胃潰瘍、胃炎等胃腸道疾病。

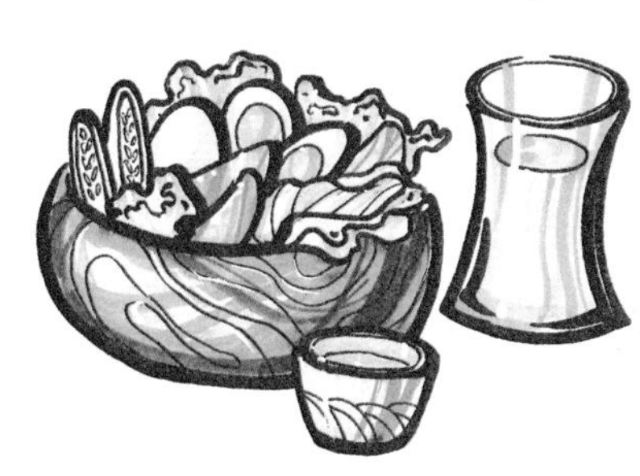

老年人宜雜食和粗茶淡飯

我國古代醫著中提出的「五穀為養，五果為助，五畜為益，五菜為充」的雜食思想，一直受到古往今來的中國人的高度重視。與之相成的是，南朝醫學陶弘景在《養性延命錄》中總結了前人在養生實踐中的得失，寫出了「田夫壽、膏粱天」的警世之語。用今天的話來說，就是：粗菜淡飯者長壽，肥肉精糧者夭之。

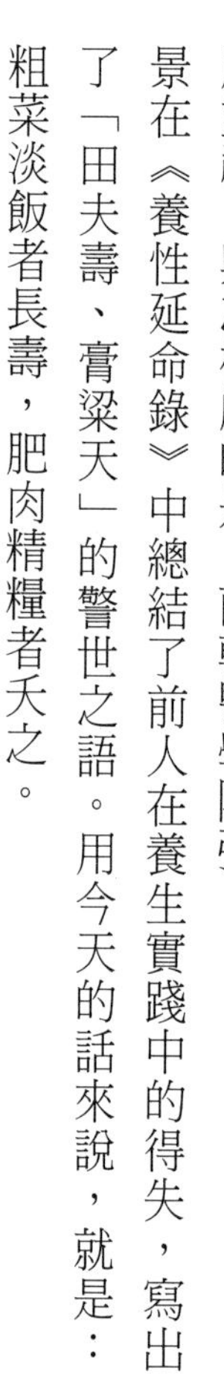

●食物選擇科學

很多人為了健康長壽而過分注意營養問題：一聽說某種食品多吃不宜，便一口不吃；而聽說某種食品有助於延年益壽

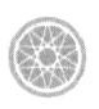
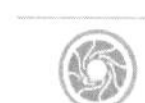

時，就拼命多吃。其動機雖然可取，但卻時常顧此失彼而造成南轅北轍的後果。

例如：為了防止動脈血管硬化和肥胖症，很多人拒絕食用動物性脂肪和肥肉，而只吃植物油和瘦肉，以為如此便可安然無恙。殊不知，瘦肉所含有的豐富蛋氨酸進入人體後，在酶類的催化作用下變成同型半胱氨酸，從而為動脈血管硬化提供了前提條件和可能性。同時，攝取低膽固醇和高植物油食物，雖然可在一定程度上防止動脈血管硬化的發生，但罹患膽結石症並由此導致死亡的可能卻比正常人高出二倍以上。

飲食方法科學

應提倡雜食和粗茶淡飯，即混合飲食，反對偏食。正確的辦法是：以植物性食物為主，注意糧豆混食、米麵混食，適當輔以包括肥肉在內的動物性食品，才是健康的萬全之策。

老年人宜多吃菠菜和草莓

美國醫學界一項新的研究成果顯示，在日常生活中，老

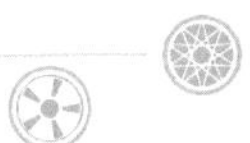
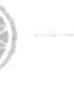

年人常吃草莓和菠菜，可使他們機體的抗氧化能力提高百分之二十。

研究者認為，菠菜和草莓為含抗氧化物質維生素C及維生素E的佼佼者。抗氧化劑維生素C、維生素E可防禦機體細胞膜遭遇氧化破壞，並可清除體內氧自由基等代謝「垃圾廢物」。在三‧五盎司（一盎司等於二八‧三克）的草莓漿液中含有一二七○毫克的維生素C及一八○○國際單位的維生素E。

菠菜中的「類黃酮」物質可防治老年人眼睛的黃斑變性，從而可延緩老年人黃斑的退行性變與老化而導致眼盲症或視力減退。

草莓及菠菜富含葉酸，可防治營養性巨紅細胞型貧血、皮膚搔癢或出血。

牛奶最宜老年人

牛奶含有蛋白質、脂肪、碳水化合物、礦物質、維生素和水等六大營養素，對於老年人來說，是一種理想的完全食

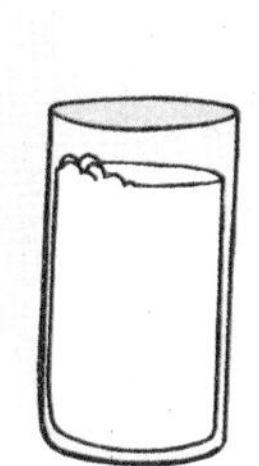

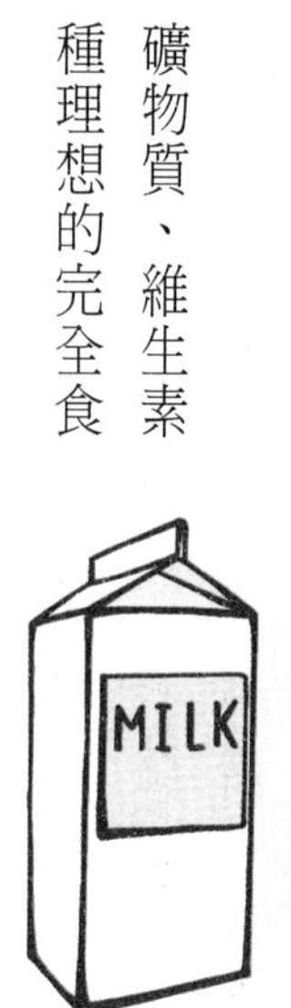

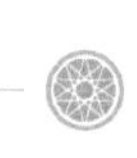

品。因此，多喝牛奶對他們大有好處。

●牛奶中含有百分之三・三～三・五的乳蛋白質

乳蛋白質的消化吸收率可高達百分之九十六。牛奶中含有賴氨酸、蛋氨酸、色氨酸等九種人體必需、卻又不能在體內合成的氨基酸。多喝牛奶可保證有足量的蛋白質攝入。

●牛奶中含有百分之三～五的脂肪

牛奶中的脂肪較之其他動物脂肪消化吸收率要高。多喝牛奶不僅可以讓老年人從其他食物中攝入的脂肪適量，而且可以從牛奶中獲得如亞麻酸和花生四烯酸等人體必需的不飽和脂肪酸。這對於防止動脈粥樣硬化和高血壓都有好處。

●牛乳脂肪是脂溶性維生素

老年人喝牛奶可以補充包括上述維生素在內的人體所需的所有維生素，特別是維生素A和B_2。

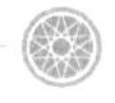
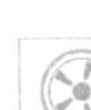

●牛奶中含有百分之四．六～四．七的乳糖

乳糖能促進人體腸道內有益的乳酸菌生長，維持腸道的正常消化功能。乳糖有利於老年人對鈣的吸收，可防止機體因缺鈣而產生的骨質疏鬆等病症。乳糖消化後變成葡萄糖可以補充能量。

●牛奶中含有百分之〇．七～〇．七五的礦物質

其中有鉀、鈣、磷、硫、鎂、鋅、酮、碘、錳等十二種必要的礦物質，尤其鈣、磷、鐵和碘最為重要。與其他食物相比，老年人更易吸收和利用牛奶中的鈣和磷。

●奶中的乳蛋白能促進細胞生成

另外，老年人患肝、膽疾病和糖尿病時喝牛奶，奶中的乳蛋白能促進細胞生成。高血脂老人可以飲脫脂牛奶，牛奶中乳清酸可以清除附在血管壁上的膽固醇。輕度腎功能損害的老人喝牛奶，腎臟的排泄功能可以得到提高。高尿酸血症和痛風的老年人可以喝牛奶，因為其

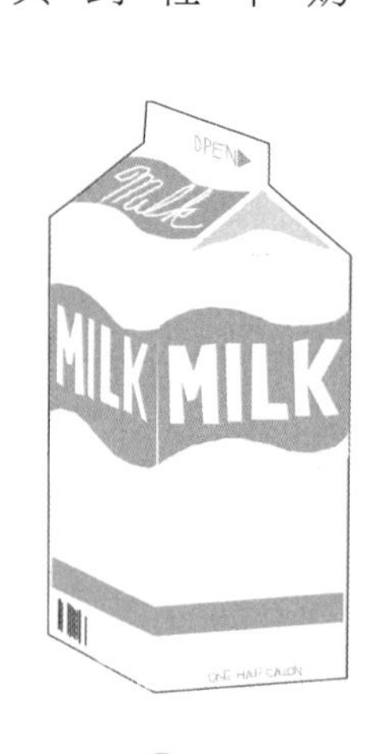

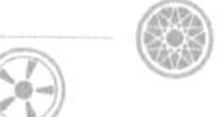
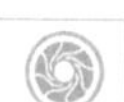

乳蛋白不含嘌呤。老年人如發生汞、鉛等重金屬中毒，在缺乏急救藥物時，可喝牛奶（或灌牛奶）以解毒。

老年人宜以蜜代糖

明代李時珍在《本草綱目》中說，蜂蜜之功有六：「生則性涼，故能清熱；熟則性溫，故能補中；甘而和平，故能解毒；柔而濡澤，故能潤燥；緩可去急，故能止心腹肌肉瘡瘍之痛；和可補中，故能調和百藥而與甘草同功」。

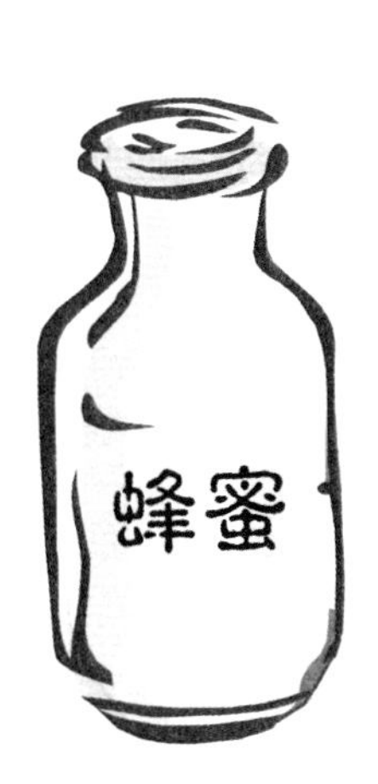

人到老年以後，胃腸消化功能下降，如果吃糖過多，易產生腹部脹氣而妨礙營養物質的吸收。老年人活動量減少，新陳代謝減慢，糖吃得多，過多的熱能留在體內轉化成脂肪，而導致肥胖，並可誘發糖尿病。因此，醫學專家們告誡，多糖和多鹽一樣對人體有害。如果蜂蜜代糖對人體有利，則可作為老年人的保健防病佳品。

老年人宜少食鹽

遠在上古時期，人類就懂得食鹽過多對身體有害。我國古典醫書《內經》上曾有「多食鹹，則凝經而變色」的記載。唐朝名醫孫思邈也說：「鹹多促（短）人壽」。

●食鹽多損健康

鹽是「百味之王」，是人們生活中不可缺少的重要調味品，也是人體內氯和鈉的主要來源。但因氯與鈉廣泛存在於諸如肉、魚、蛋、蔬菜和水果等動植物食品中，所以正常膳食中一般很少缺鈉。據美國科學院食品與營養委員會估計，成年人每日鈉的適宜攝入量為一一〇〇～三三〇〇毫克，這樣，每日從天然食物中攝取就足以滿足人體對鈉的需要，即能維持機體鈉的正常代謝，而不需要再加食鹽了。但由於人們的日常生活已經習慣用鹽，完全不用鹽，也不現實。問題是當前人們的用鹽量已遠遠超過

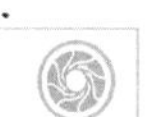
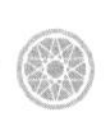

了生理需要。據我國一九八二年全國營養調查結果和流行病學的調查，發現我國居民每日鹽的攝入量平均約為十～十五克，並發現食鹽的攝入量與高血壓病的發病率有一定關係。

食鹽量二～四克好

食鹽過多，對老年人和患有心臟病、高血壓、腎臟病、肝硬變或伴有腹水的人更會帶來不利影響。因此，營養學家建議，每人每天食鹽供給量應為八～十克，而美國長壽學會則建議還可降低為二～四克。

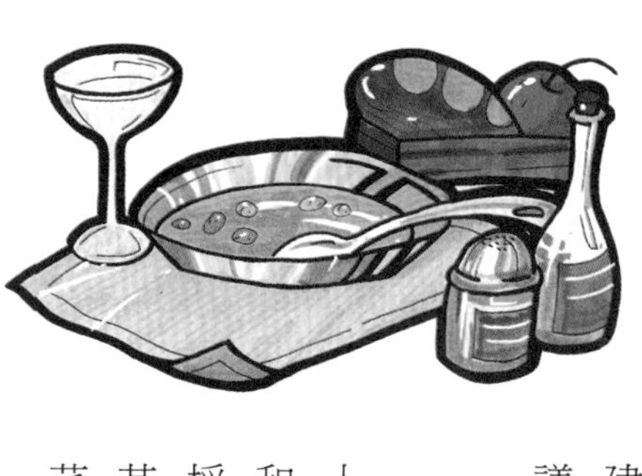

由於長期的飲食習慣，造成人們的口味有「輕」、有「重」，但這並非生理需要。老年人為健康長壽著想，應根據個人情況，自我控制食鹽量，如患有心、腎、肝病者，可根據醫囑和營養師的指導，採用少鹽飲食，即每日只食用二～四克鹽；或採用無鹽飲食，即膳食中不加鹽；或採用低鈉膳食，即限制食用某些含鈉高的食物，如醬菜、掛麵、油條、蝦皮、油菜、菠菜、芹菜、莧菜等。

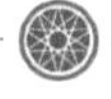
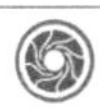

老年人宜補鈣

●補鈣防骨質疏鬆症

骨質疏鬆是老年人常見的疾病。四十歲以上的中老年人中，大約有百分之十五患有骨質疏鬆症。年齡越大，發病率越高。但此病發生的遲早及速度，與從食物中攝入的鈣量多少有直接關係。若每天能保證人體正常鈣的需要量，骨質疏鬆的發生就會晚些、慢些。

據營養學家調查表明：我國中老年人從食物中攝取的鈣質，一般都未達到實際需要量（每天八百～一千毫克）。因此，需要經常補充鈣質。同時，也應補充維生素D。

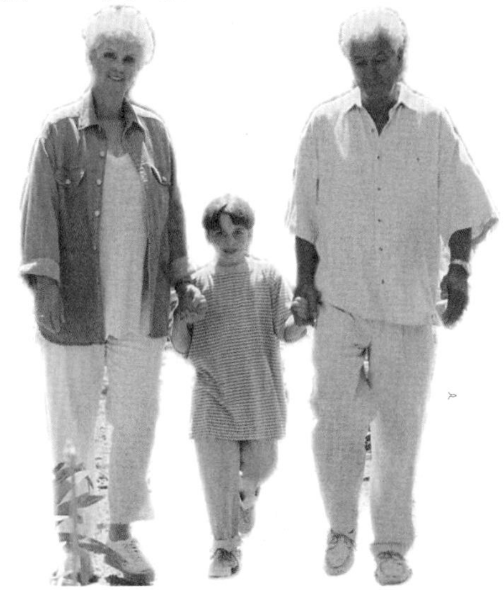

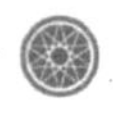
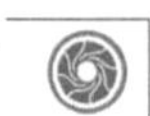

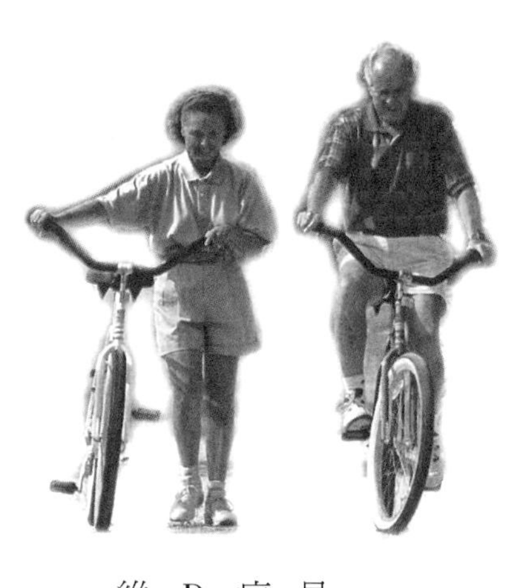

●多活動益於鈣吸收

老年知識份子，由於長期坐辦公室，缺少日照，容易發生下肢痠痛、乏力，進而漸發展至全身骨痛，腰背痛等。因此，除應從食物中補充一定數量的鈣和維生素D外，還應多進行戶外活動，多曬太陽。並應選食富含維生素D的食物，如魚肝油、動物肝臟、蛋黃等。

●補鈣防其他病

老年人補充鈣質、除能增強體質，防治骨軟化症和骨質疏鬆外，在防治其他疾病方面也有實際意義。

美國一位心血管專家說：世界上已有多次研究證實，鈣的降血壓作用明顯可靠，可用來防治高血壓，對於邊緣高血壓更有裨益。每天攝入一千毫克的鈣，可使婦女的舒張壓下降約百分之六，男子下降約百分之九，並能預防動脈硬化和其他疾病。鈣離子還可維持神經、肌肉的興奮性。血鈣過低可使神

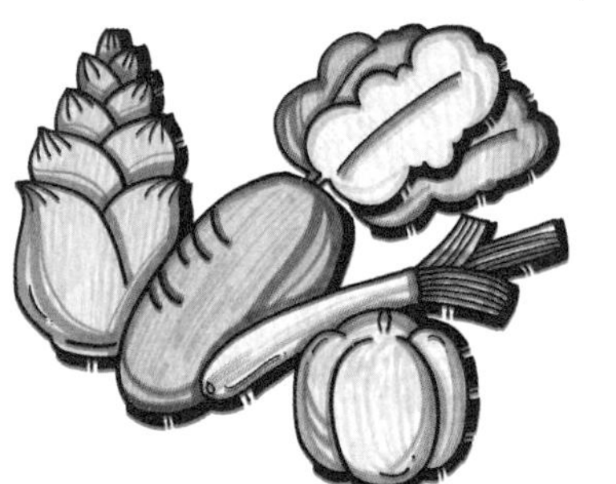

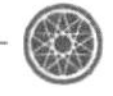
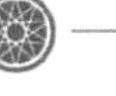

經、肌肉的興奮性增高，神經細胞過度敏感，使人容易衝動，因此，缺鈣者難制怒。

正處於更年期的中老年人，受體內激素影響，情緒不穩定，若體內鈣不足更會加重情緒波動，增加精神痛苦，所以，人到中年以後就需多供給含鈣豐富及易於吸收的食物。這類食物有乳類、豆類、水果及蔬菜、海帶、紫菜、蝦皮、芝麻醬等。

更年期婦女飲食宜與忌

對於更年期有頭昏、失眠、情緒不穩定等症狀的人，要選擇富含B群維生素的食物，如粗糧（小米、麥片）、豆類和瘦肉、牛奶、綠葉菜、水果等。這些食品對維持神經系統的功能、促進消化都有一定的作用。

此外，要少吃鹽，避免吃刺激性食品，如酒、咖啡、濃茶、胡椒等。多吃酸棗、紅棗等具有安神降壓作用的食品。

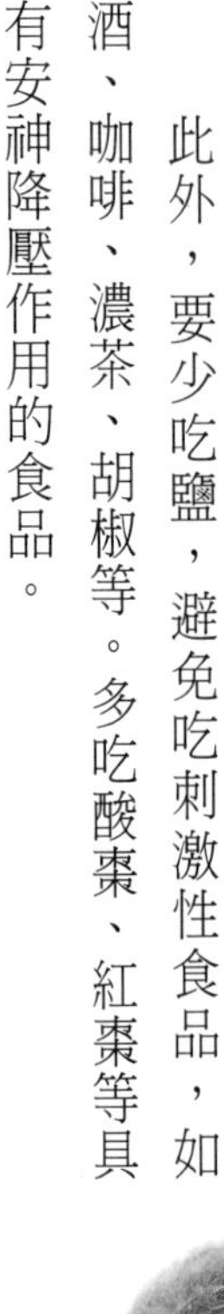

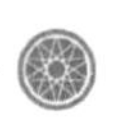

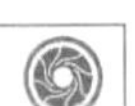

●忌多鹽

更年期婦女水鹽代謝紊亂，容易發生水鈉滯留，引起浮腫，並進一步引起血壓升高。所以，應限制食鹽，用鹽量宜為中青年時的一半。

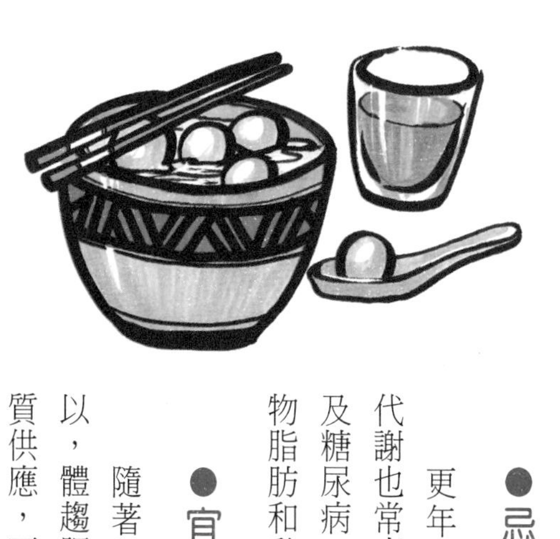

●忌多糖

更年期婦女的糖代謝、脂肪代謝也常紊亂，容易發生血糖升高，血脂升高，體趨肥胖，以及糖尿病、動脈粥樣硬化。所以，更年期婦女要少吃甜食、動物脂肪和動物內臟，多吃些粗糧。

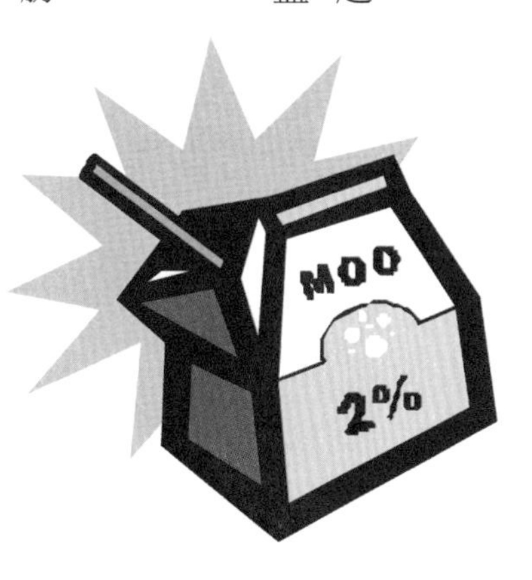

●宜少主食

隨著年齡增長，基礎代謝降低，容易發生能量過剩。所以，體趨肥胖的婦女應限制主食進食量。在膳食上應保證蛋白質供應，可多吃些瘦肉、雞、魚、蛋、乳製品及豆製品。

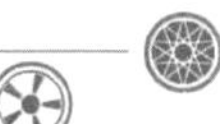
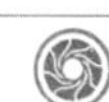

●忌吃高熱量食品

一般植物油中不飽和脂肪酸含量較高，如豆油、菜籽油、玉米油、麻油、葵花油都含高熱量，過多食用會發生能量過剩。有報導說，過多不飽和脂肪酸的攝入還可增加癌症的發生率。

●宜吃益氣補血品

不少更年期婦女月經紊亂，經血量多，經期延長，週期縮短，常可導致貧血。對此，首先要積極治療月經紊亂，同時注意補充蛋白質、鐵、維生素A、G、B_{12}與葉酸，多吃動物肝臟、瘦肉、雞鴨血及新鮮蔬菜，水果、紅棗、紅豆、桂圓、糯米也有健脾益氣補血作用。

●宜吃補鈣佳品

更年期婦女鈣磷代謝紊亂，容易發生骨質脫鈣，骨質疏鬆，故應補充鈣。可多吃些魚、蝦皮、芝麻、豆製品等含鈣豐富的食品。

牛奶中鈣含量多，且易吸收，是理想的補鈣佳品。

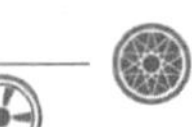

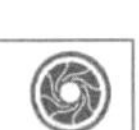

老年貧血宜吃肉

●老年人的造血功能降低

隨著年齡的增長，人體骨髓的造血功能越來越差。而且老年人刺激造血的激素水準也下降，這些都使老年人容易貧血。其次，老年人的進食量減少，消化吸收功能減退，還有些老年人有偏食習慣，這都可能使造血所需的營養元素攝入不足，導致貧血。再者，老年人常常患有慢性疾病，其中胃腸道疾病、肝病、腎病、風濕免疫性疾病等都可能引起貧血。

●老年人貧血易忽視

由於老年人貧血的表現缺乏特異性，可能表現為疲乏、無力，也可能是頭暈、眼花、耳鳴，甚至僅表現為食慾不振，所以，老人貧血的問題往往被忽視，或被其他疾

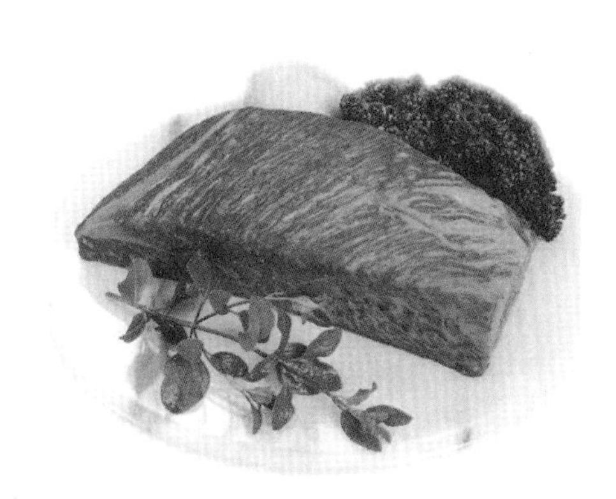

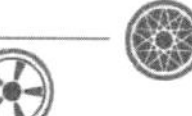
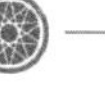
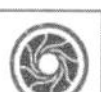

病的表現所掩蓋。為了減少貧血給健康帶來的危害，老人和家屬應對貧血有所瞭解，並積極預防。

●預防貧血要保證攝入足量的造血原料

這些造血原料有蛋白質、鐵、葉酸和維生素B_{12}。有的老年人常年食素，很容易缺鐵，導致缺鐵性貧血，其實老人也應進食一定量的肉食，如瘦肉、動物肝臟等，這樣不僅保證了蛋白質的供應，還能從中攝取豐富的鐵和維生素B_{12}。

催人變老食物吃不得

隨著年齡的增長，我們都希望自己看上去顯得更年輕。但常常事與願違，有的人看上去就是顯老，這種未老先衰的現象是由多種原因造成的，其中常吃某些易催人早衰的物質

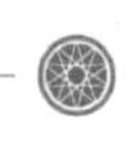
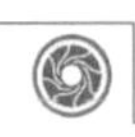

是一個重要原因。所以，您在飲食方面要多多注意啦！

●含鉛食品

鉛會使腦內去鉀腎上腺素、多巴胺和5-羥色胺的含量明顯降低，造成神經質傳導阻滯，引起記憶力衰退、癡呆症、智力發育障礙等症。

人體攝鉛過多，還會直接破壞神經細胞內遺傳物質去氧核糖核酸的功能，不僅易使人患癡呆症，而且還會使人臉色灰暗過早衰老。

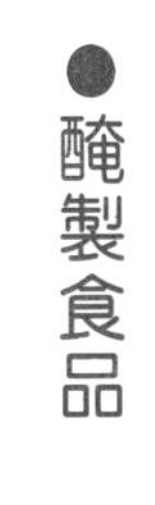

●醃製食品

在醃製魚、肉、菜等食物時，容易使加入的食鹽轉化成亞硝酸鹽，它在體內酶的催化作用下，易與體內的各類物質作用生成亞胺類的致癌物質，人吃多了易患癌症，並促使人體早衰。

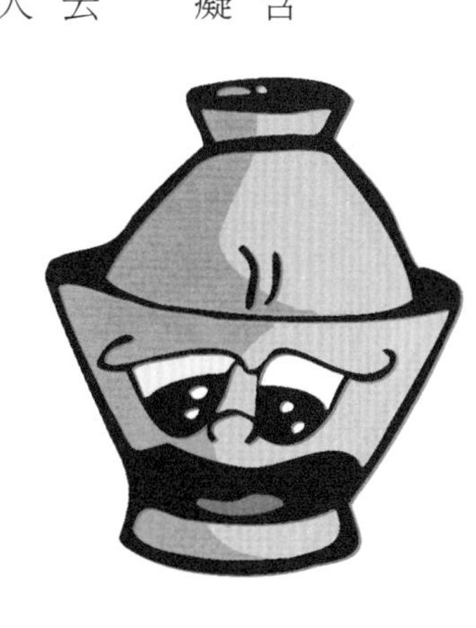

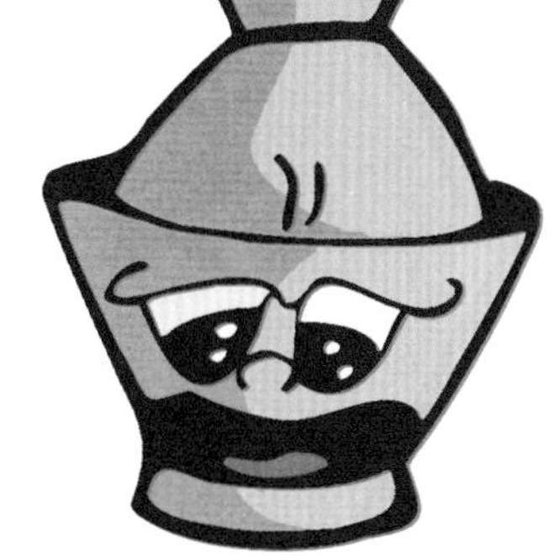

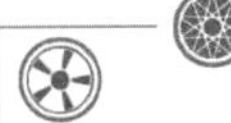

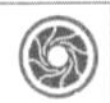

黴變食物

糧食、油類、花生、豆類、肉類、魚類等發生黴變時，會產生大量的病菌和黃麴黴素。這些發黴物一旦被人食用後，輕則發生腹瀉、嘔吐、頭昏、眼花、煩躁、腸炎、聽力下降和全身無力等症狀，重則可致癌致畸，並促使人早衰。

水垢

茶具或水具用久以後會產生水垢，如不及時清除乾淨，經常飲用會引起消化、神經、泌尿、造血、循環等系統的病變而引起衰老，這是由於水垢中含有較多的有害金屬元素如鎘、汞、砷、鋁等造成的。科學家曾對使用過九十八天的熱水瓶中的水垢進行過化學分析，發現有害金屬元素較多：鎘為〇．〇三四毫克，汞為〇．四四毫克，砷為〇．二一毫克，鋁為〇．〇一二毫克。這些有害金屬元素對人體危害極大。

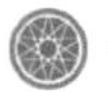
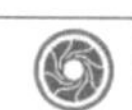

老年人不宜常吃的食品

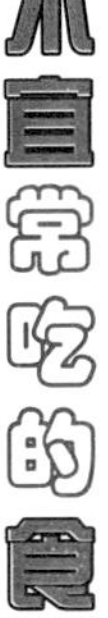

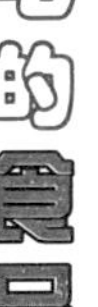

●油炸類

食品含脂肪量甚高，一次食入較多的高脂肪食物，胃腸道難以承受，容易患消化不良，還易誘發膽、胰疾患，或使這類疾患復發、加重。另外，油炸類食品產熱量高，常吃可導致體內熱量過剩，引起肥胖，對健康不利。特別應該指出的是，常吃油炸的食品，會增加患癌症的危險性，因多次使用的油裏含有較多的致癌物質。炸油條的麵粉裏一般都加入一定的明礬，而明礬裏含有多量的鋁，如果老年人常食油條，會使鋁在體內蓄積，對老年人的智能和骨骼均有害。

●薰烤類

食物在燻烤過程中，會產生某些致癌物質。老年人本來就比一般人容易患癌症，

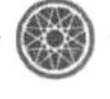

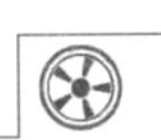

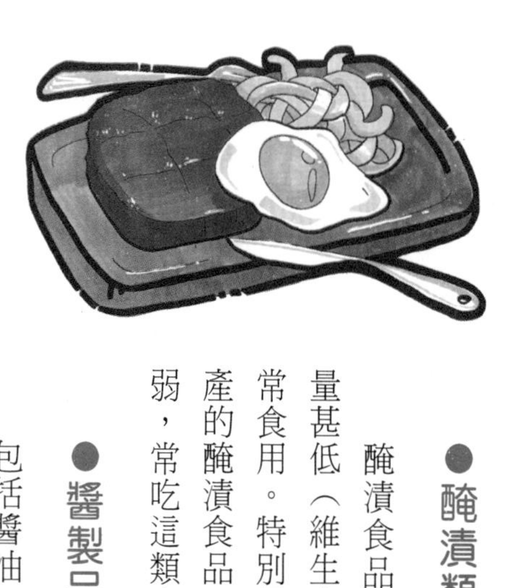

如果經常吃燻烤類食品，則會增加患癌特別是胃癌的危險性。燻烤類食物的致癌作用，主要是燃料（松柏枝葉、鋸末、碳火、煤火、天然氣和液化石油氣等）在不完全燃燒時，產生大量的多環芳烴污染食物所致。因多環芳烴是一種具有致癌作用的化學物質。如能改用遠紅外線烤箱烤食品，會增加安全性。

●醃漬類

醃漬食品一般含鹽量高，維生素含量甚低（維生素C在醃製過程中大多被破壞），不適於老年人經常食用。特別是一些衛生設施差、操作不正規的食品加工廠所生產的醃漬食品，很容易被病原微生物污染，老年人腸道抵抗力減弱，常吃這類食品，容易引起胃腸道疾患。

●醬製品

包括醬油、大醬和各種醬菜，它們普遍含鹽量極高，如將這

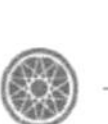
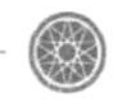
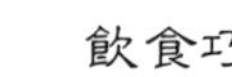

類食品經常擺到老年人的餐桌上，會使老年人不自覺地多攝過量的鹽類，從而加重心血管和腎臟的負擔，對老年人的健康十分不利。

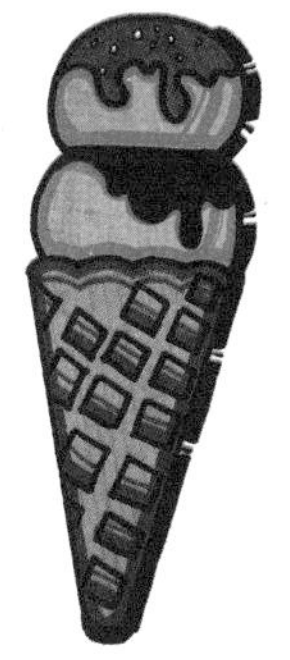

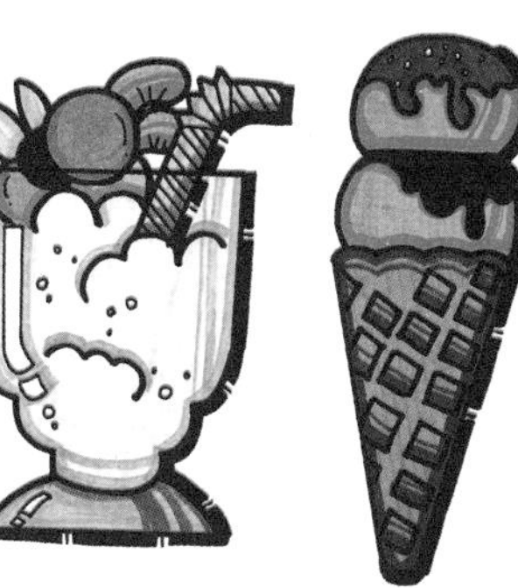

●冰鎮類

在炎熱的夏天，許多家庭常飲冰鎮飲料和吃冰鎮食品。但是，冰鎮食品入胃後，會導致胃液分泌下降，容易引起胃腸道疾病，甚至會誘發心絞痛和心肌梗塞，對患心血管疾病的老年患者尤為不利。因此，老年人不宜多飲或常飲冰鎮飲料和吃過冷的食品。

●甜食類

甜食類含糖量高，老年人多喜歡吃，但糖攝入量過高，會引起老年人肥胖（多餘的糖可在體內轉化為脂肪），並能引起血脂增高，對已有動脈硬化傾向和糖尿病的老人尤為不利。醣

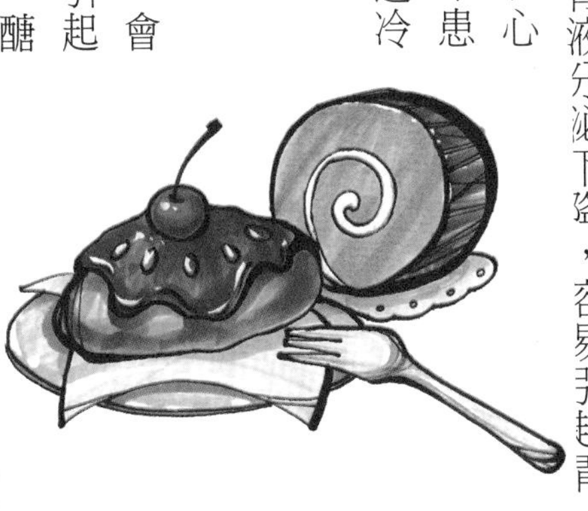

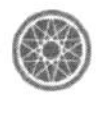

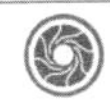

類攝入過多，還可能引起礦物質缺乏。

●動物內臟類

動物腦、肝、腎等含膽固醇甚高，老年人如經常吃，會導致血膽固醇增高，還使血脂容易升高，患有動脈硬化、高血壓和冠心病、糖尿病的老年人尤其不能吃。

●動物血類

許多老年人喜歡吃動物血（豬、羊、雞、鴨、鵝等），但動物血含膽固醇較高，老年人不可常吃，但可以偶爾吃一兩次，一次量不宜過多。

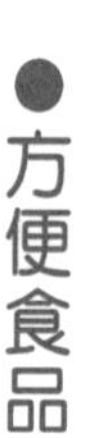

●方便食品

許多老年人圖方便，經常吃速食麵、糕點、油茶麵等方便食品。殊不知，這類食品含有的維生素等營養較少，如把它們當做主食來吃，容易出現維生素缺乏症，

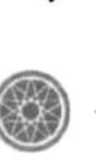
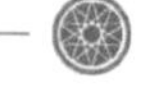
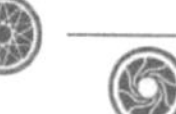

對老年人的健康十分不利。

●過期食品

老年人有存放食品捨不得吃的習慣，人們又經常給他們送各類罐頭和糕點等，這便使得相當多的老年人常吃過期的食品。由於食物貯存過久，會發生黴變，產生各種有害物質，容易引起食物中毒或致癌。因此，老年人必須改掉長期貯存食品的習慣，子女或親友也要注意，每次送的食品不宜太多，以免積壓。

老年人應慎飲藥酒

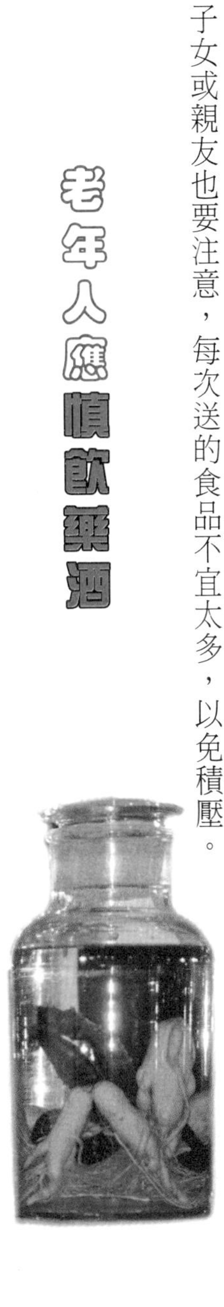

在我國城鄉，素有將一些名貴的中藥泡酒，以治療疾病或補養身體的習俗，並將立冬到冬至視為喝藥酒療疾補體的最佳季節。但是，這種做法對老年人多有不利。

●民間的傳統方法是將中藥在白酒裏浸泡一定的時間後，使中藥的有效成分溢於酒中，即成為藥酒。然而，每次飲進的中藥有效成分卻相當有限，若飲用量過大，則酒精的危害比藥效作用大。

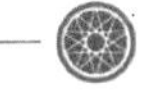
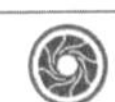

●酒精，能抑制甲狀腺素的有效分泌，從而使腸道對鈣、維生素D的吸收率明顯下降，出現急躁、記憶力減退、心肌收縮無力等不良後果。特別是患有支氣管哮喘的老年人，更不能飲用藥酒，因為製酒時使用的漂白防腐劑亞硫酸類物質，會引起哮喘發作而加重病情，甚至危及生命。因此，老年人應慎飲「藥酒」，以免得不償失。

老年人喝咖啡的注意事項

咖啡是當今世界上消費量最大的一種飲料。近年來，我國似乎也悄悄地出現了一股「咖啡熱」。相當一部分老年人，尤其是一些老年知識份子，也養成了喝咖啡的習慣。

咖啡中含有咖啡因，飲後能使人振奮精神，消除疲勞，提高腦的活動能力，並能增進食慾，促進消化等。經常適量飲用咖啡，還有減肥、提高運動能力、提高學習效率等作用。但老年人如飲咖啡不當，也可對身體健康產生

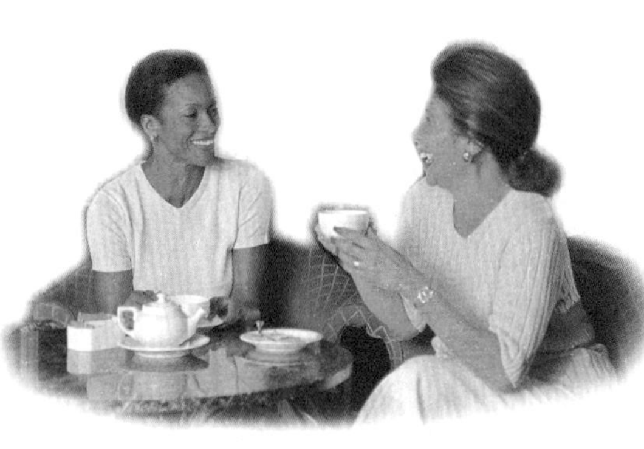

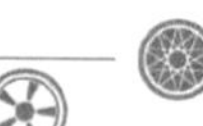

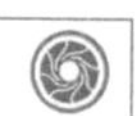

不利影響。因此，應注意以下幾點：

●老年人飲咖啡不宜過濃。濃咖啡能使人心跳加快，引起早搏、心律不整及過度興奮、失眠等，從而影響休息和恢復體力。晚上更不宜喝咖啡。

●患有動脈硬化、高血壓、心臟病的老年人，最好不要喝咖啡。美國科學家研究表明，心臟病患者平均每天飲用一～五杯咖啡，發生心肌梗塞的機會要比不喝咖啡者增加百分之五十左右；平均每天飲用六杯以上者，其發病機會，還要增加一倍。日本學者研究也證明，喝咖啡的人，飯後二小時，其血中的游離脂肪酸增加，同時血糖、乳酸、丙酮酸也都升高，這是因為咖啡因有升高血脂的作用。

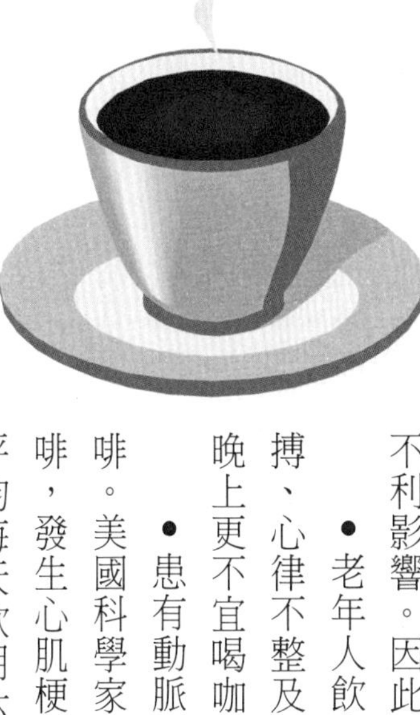

●患有潰瘍病的老年人，也不宜喝咖啡。因為，咖啡有刺激胃酸分泌的作用，而胃酸又可引起潰瘍病的加重，導致疼痛、出血等。

●常飲咖啡的老年人，應注意補鈣。據測定，喝二杯

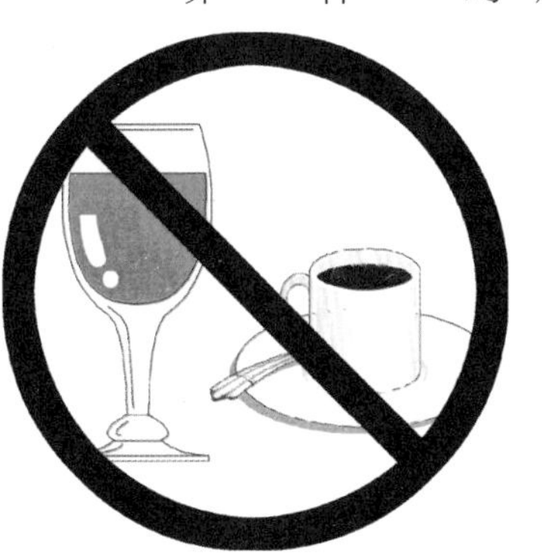

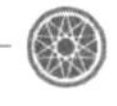
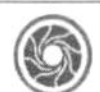

咖啡將損失十五毫克的鈣。因此，研究者指出，常飲咖啡的成年人，每天需補充一百毫克的鈣，或喝牛奶一～二杯，也可吃豆類、黃花菜、芝麻醬、蝦皮、海帶等含鈣豐富的食物，以彌補因喝咖啡引起的鈣損失。

- 有飲酒習慣的老年人，飲酒後不宜喝咖啡，因為咖啡因能增加酒精引起的損害。酒後用咖啡醒酒，對健康很不利。
- 患有糖尿病的老年人，喝咖啡則不宜放糖。

老人飲茶宜與忌

由於茶有提神醒腦、促進消化、有益健康的作用，所以我國人民喜歡飲茶。三五個人圍在一塊，幾杯茶水下肚，話匣子就打開了。上下幾千年，縱橫數萬里的風流韻事一下被茶水擠了出來。時而讓你捧腹，時而讓你悲傷；時而讓你提心吊膽，時而又讓你心平胸寬。客人光臨，更是首先以茶款待。茶，與人們的生

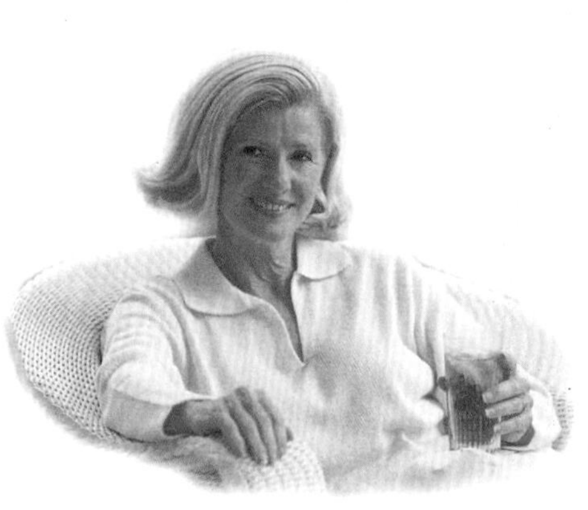

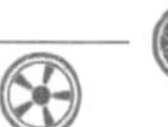
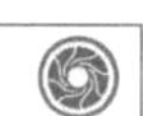

活密切相關。茶葉對人體健康的作用是不容置疑的，但對不同的人也有不同的要求，所以，健康不佳的老人要慎重飲茶。

●營養不良忌飲茶

茶葉有分解脂肪的功能，營養不良的人，再飲茶分解脂肪，會使營養更加不良。

●慎用茶水服藥

藥物的種類繁多，性質各異，能否用茶水服藥，不能一概而論。茶葉中的鞣質、茶鹼，可以和某些藥物發生化學變化，因而，在服用催眠、鎮靜等藥物和服用含鐵補血藥、酶製劑藥，含蛋白質等藥物時，因茶多酚易與鐵劑發生作用而產生沉澱，不宜用茶水送藥，以防影響藥效。

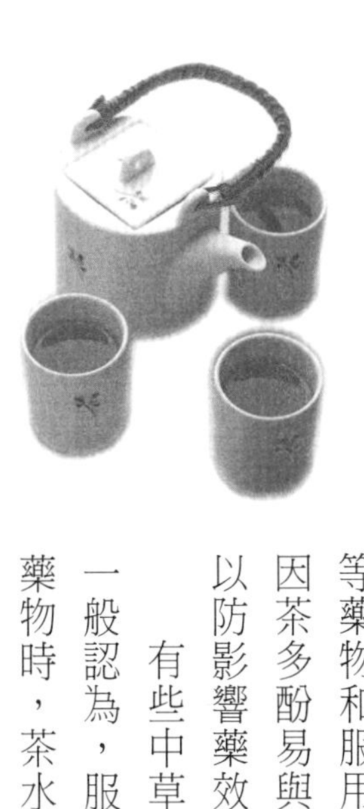

有些中草藥如麻黃、鉤藤、黃連等也不宜與茶水混飲，一般認為，服藥二小時內不宜飲茶。而服用某些維生素類的藥物時，茶水對藥效毫無影響，因為茶葉中的茶多酚可以促

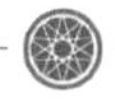
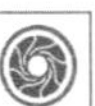

進維生素C在人體內的積累和吸收，同時，茶葉本身含有多種維生素，茶葉本身也有興奮、利尿、降血脂、降血糖等功效，對人體可增進藥效，恢復健康也是有利的。

另外，在民間常認為服用參茸之類的補藥時，也不宜喝茶，也有一定的道理。

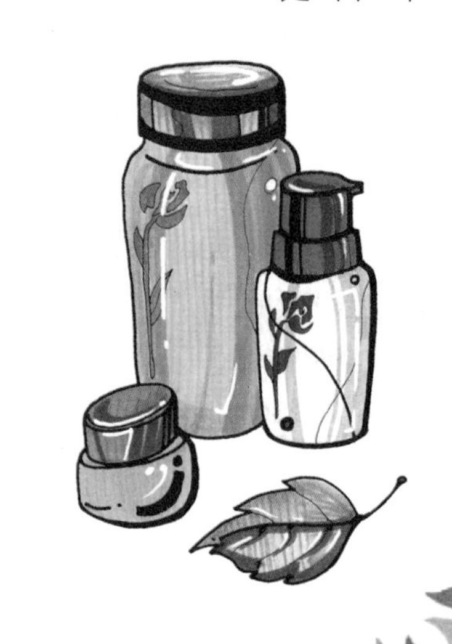

●忌空腹飲茶

空腹飲茶會沖淡胃酸，還會抑制胃液分泌，妨礙消化，甚至會引起心悸、頭痛、胃部不適、眼花、心煩等「茶醉」現象，並影響對蛋白質的吸收，還會引起胃黏膜炎。若發生「茶醉」，口含糖果或喝一些糖水可以緩解。

●忌飯前後大量飲茶

飯前後二十分鐘左右不宜飲茶，若飲茶，會沖淡胃液，影響食物消化，而且因為茶中含有草酸，草酸會與食物中的鐵質

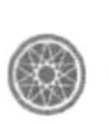
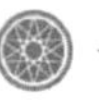

和蛋白質發生反應，影響人體對鐵和蛋白質的吸收。

●忌睡前飲茶

睡前二小時內最好不要飲茶，飲茶會使精神興奮，影響睡眠，甚至失眠，尤其是新採的綠茶，飲用後，神經極易興奮，造成失眠。

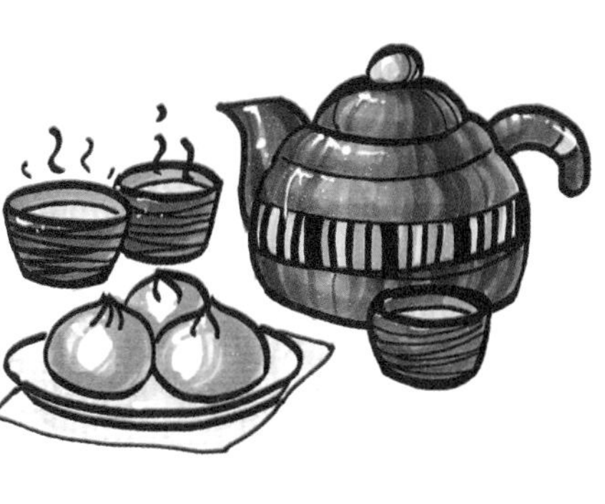

●忌飲隔夜茶

飲茶以現泡現飲為好，茶水放久了，不僅會失去維生素等營養成分，而且易發餿變質，飲了易生病。

●忌飲頭道茶

因為現代茶葉在種植、加工、包裝的過程中難免會受到農藥、化肥、塵土等物質的污染。頭道茶其實是洗茶的水，應儘快倒出後再沖入開水，這樣泡出的茶水才是最衛生的茶。

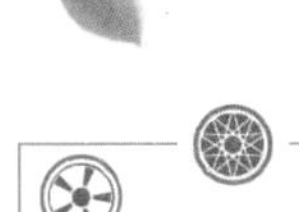

●忌飲用劣質茶或變質茶

茶易吸濕而黴變，而有些人出於愛茶節約，捨不得丟棄已黴變的茶。變質的茶中含有大量對人體有害的物質和病菌，是絕對不能飲用的。

優質茶泡好後若放置太久，茶湯也會因氧化和微生物而繁殖而變質，這樣的茶亦不可再飲用。

●不宜飲生茶

所謂生茶是指殺青後不經揉撚而直接烘乾的烘青綠茶。這種茶的外形自然綠翠，內含成分與鮮葉所含的化合物基本相同，低沸點的醛醇化合物轉化與揮發不多，香味帶嚴重的生青氣。老年人飲了這種綠茶，對胃黏膜的刺激性很強，飲後易產生胃痛；青年人飲後也會覺得胃部不適，即通常所說的「刮胃」。

誤購買了這種生茶，最好不要直接泡飲，可放在無油膩的鐵鍋中，用文火慢慢地炒，烤去生青氣，待產生輕度栗香後即可飲用。

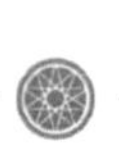
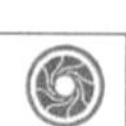

●早晨起床後宜立即飲淡茶

因為經過一晝夜的新陳代謝，人體消耗大量的水分，血液的濃度大。飲一杯淡茶水，不僅可以補充水分，而且還可以稀釋血液，降低血壓。特別是老年人，早起後立即飲一杯淡茶水，對健康有利，飲淡茶水是為了防止損傷胃黏膜。

●吃油膩食物後宜飲茶

油膩食物大多含有豐富的脂類或蛋白質，其在胃中的排空時間較長，一般為四小時左右，故食用後不易感到饑餓。食物在胃內滯留太久，會產生飽悶感，也會感到口渴。此時喝些濃茶，茶汁會和脂肪類食物形成乳濁液，有利於加快排入腸道，使胃部舒暢。邊疆等少數民族日常以食牛羊肉和乳製品為主，每天「寧可一日無食，不可一日無茶」就是這個道理。

為了「消脂」而喝茶，茶可以適當泡濃一點，但應該喝熱茶，且量不宜多，否則會沖淡胃液，影響消化。

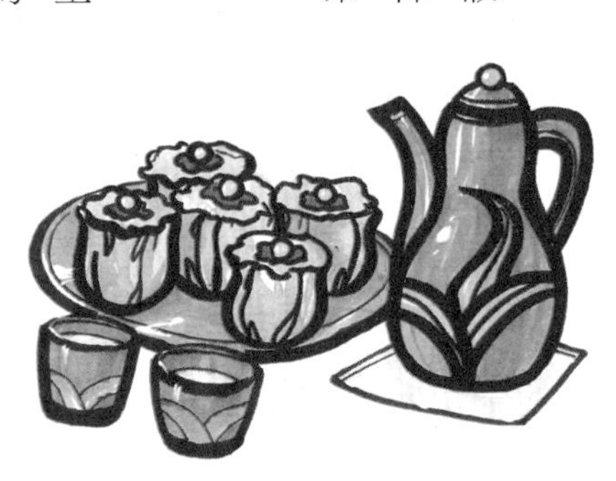

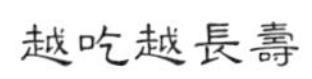

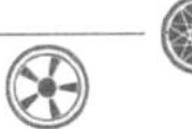

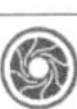

●吃太鹹的食物後宜飲茶

因為吃太鹹的食物會過量吃入食鹽，易造成血壓上升，尤其是高血壓患者，更不宜吃的太鹹。體內鹽分過高，對健康不利，應儘快飲茶利尿，排出鹽分。

有的醃製食品還含有大量的硝酸鹽，食用後硝酸鹽還易與其他一同吃下的食物中的二級胺發生反應產生亞硝胺，亞硝胺是一種致癌物。飲茶，尤其是多飲兒茶素含量較高的高級綠茶，可以抑制致癌物的形成，增強免疫功能。

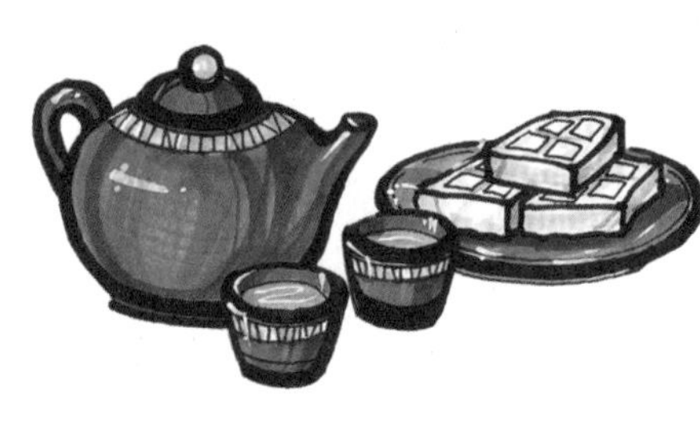

●出大汗後宜飲茶

進行過量體力勞動，會引發大量排汗，在高溫高熱環境中工作的人，為調節體溫，會排出大量的汗液，這時飲茶能很快補充人體所需的水分，降低血液濃度，加速排泄體內廢物，減輕肌肉酸痛，逐步消除疲勞。

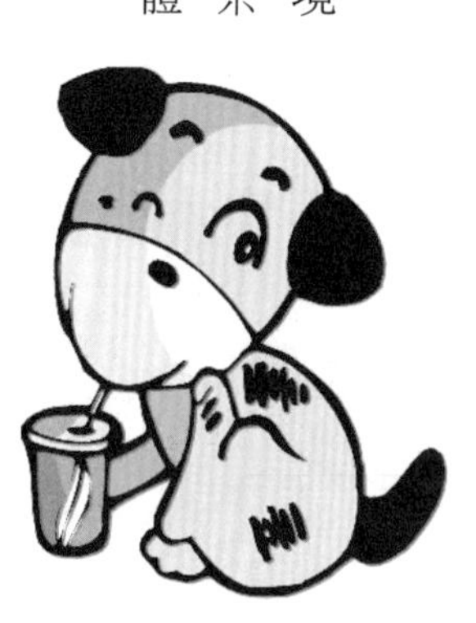

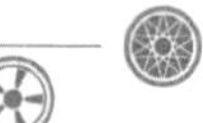
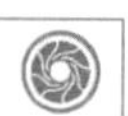

老年人不宜偏吃素

現代醫學並不主張吃素，長期素食不利於健康。從營養學的角度來看，絕對吃素很難滿足人體所需的全部營養素。因此，長期的、絕對吃素並不好，這是因為植物性食物與動物性食物相比，營養價值要低。

在素食中，除了豆類含有豐富的蛋白質外，其他食物中蛋白質含量均少，且營養價值較低，不易被人體消化吸收和利用。長期素食，因蛋白質和脂肪攝入不足，不僅會引起營養失調和脂溶性維生素A、D、E、K以及微量元素缺乏，還會使身體抵抗力明顯減低，易患傳染病，易發生骨質疏鬆，易致骨折等。而動物性蛋白質中的各種氨基酸在量上的比例合適，食用後容易被人體較完全地利用。

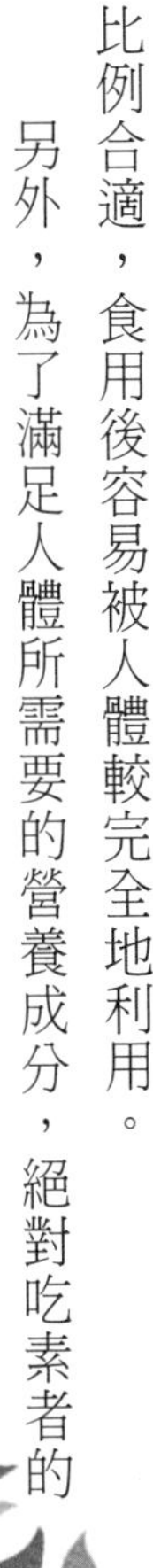

另外，為了滿足人體所需要的營養成分，絕對吃素者的

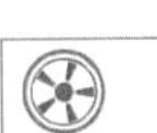
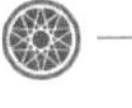

進食量就要比葷、素雜食的量大。大家都知道，人需要吃適量的纖維有利於通便，但過多地食用含大量粗纖維的食物，也會阻礙消化液和食物中營養成分的接觸，而使營養成分不能很好地被人體吸收利用。再有，植物性食物也含有鈣質，但是沒有動物性食物中的鈣質容易被人體吸收。

植物性食物由於所含的脂肪少，所以，長期吃素食會引起體內脂肪的不足。因此，炒菜時應適量多放點兒油，以免影響各種脂溶性維生素的吸收。同時，吃素食的人，攝入的蛋白質和熱量都比較低，總覺得缺乏飽足感。

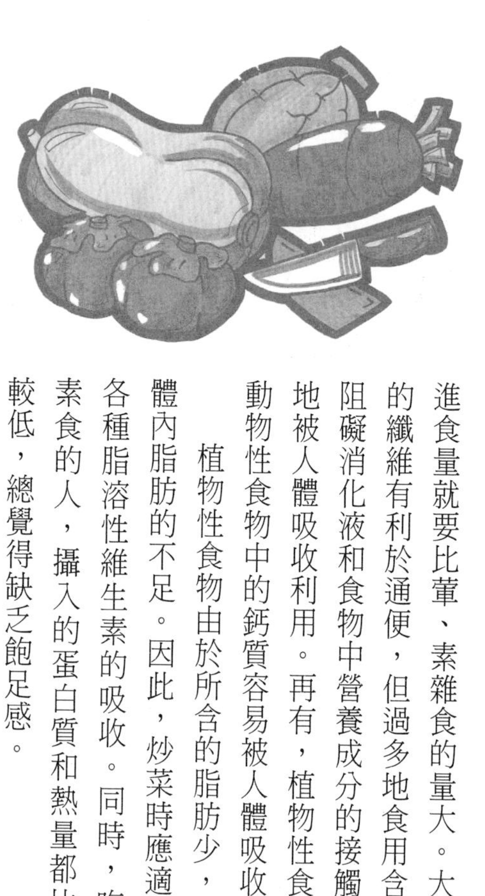

安徽醫學院曾對九華山一些寺廟中九十餘名僧尼做了大量的營養調查，結果表明：這些佛門弟子大多數人患有不同程度的營養不良症，表現為蛋白質、維生素D及鐵、硒、鋅等微量元素攝入不足，不能滿足身體代謝的需要，因而他們的健康狀況並不比普通人好。而且事實證明，他們的平均壽命也不比普通人長。

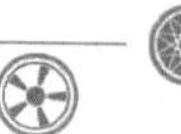
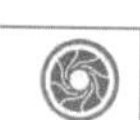

老年人最好不要吃冬粉

● 喜食冬粉的人不少，有的一次能吃上一大碗，甚至以冬粉為主食而充饑。其實這種吃法是不科學的。因為冬粉在加工製作中，其粉漿中加入了百分之○・五左右的明礬。加入的明礬與粉漿凝聚在一起很少分離，而隨著冬粉的成形和乾燥，明礬的含量會有增無減。眾所周知，明礬中含有較多有鋁鹽，因此，冬粉是含鋁食物，大量食冬粉，也就大量攝入了鋁。

● 鋁對人體的毒害是多方面的。世界衛生組織早在一九八九年就正式將鋁定為食品污染物並要求嚴加控制。根據科學測試，每人每日允許攝入的鋁量為每千克體重一毫

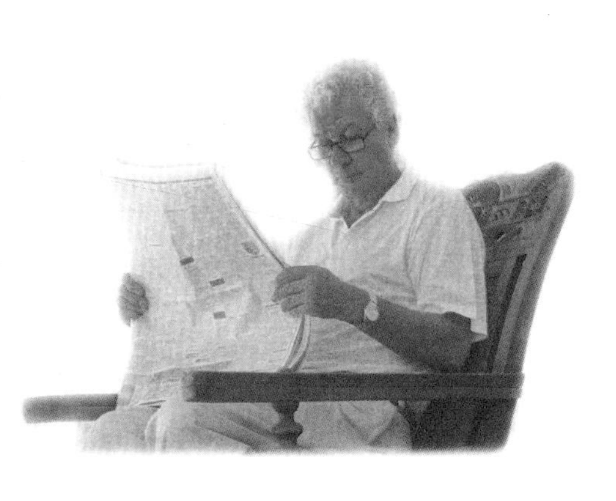

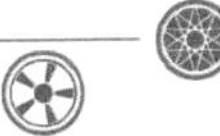

克。又據測定，我們日常使用鋁製餐具可以攝入約四毫克的鋁，經常食用含鋁食物則可攝入十毫克以上的鋁。從這一計算出發，你大致可以算出，一個人每天可食用冬粉的上限量是很小很小的。而將冬粉作為主食，無疑是等於「慢性自殺」。

● 對老年人而言，鋁更是引起老年性癡呆症的原因。看著那些口水直流，問三不會答一，一點生活自理能力也沒有的老年癡呆症病人，您還願意大口大碗地吃冬粉嗎？

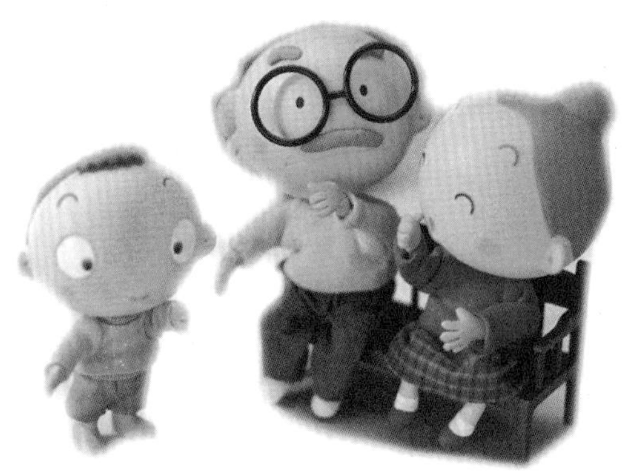

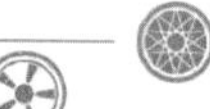

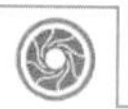

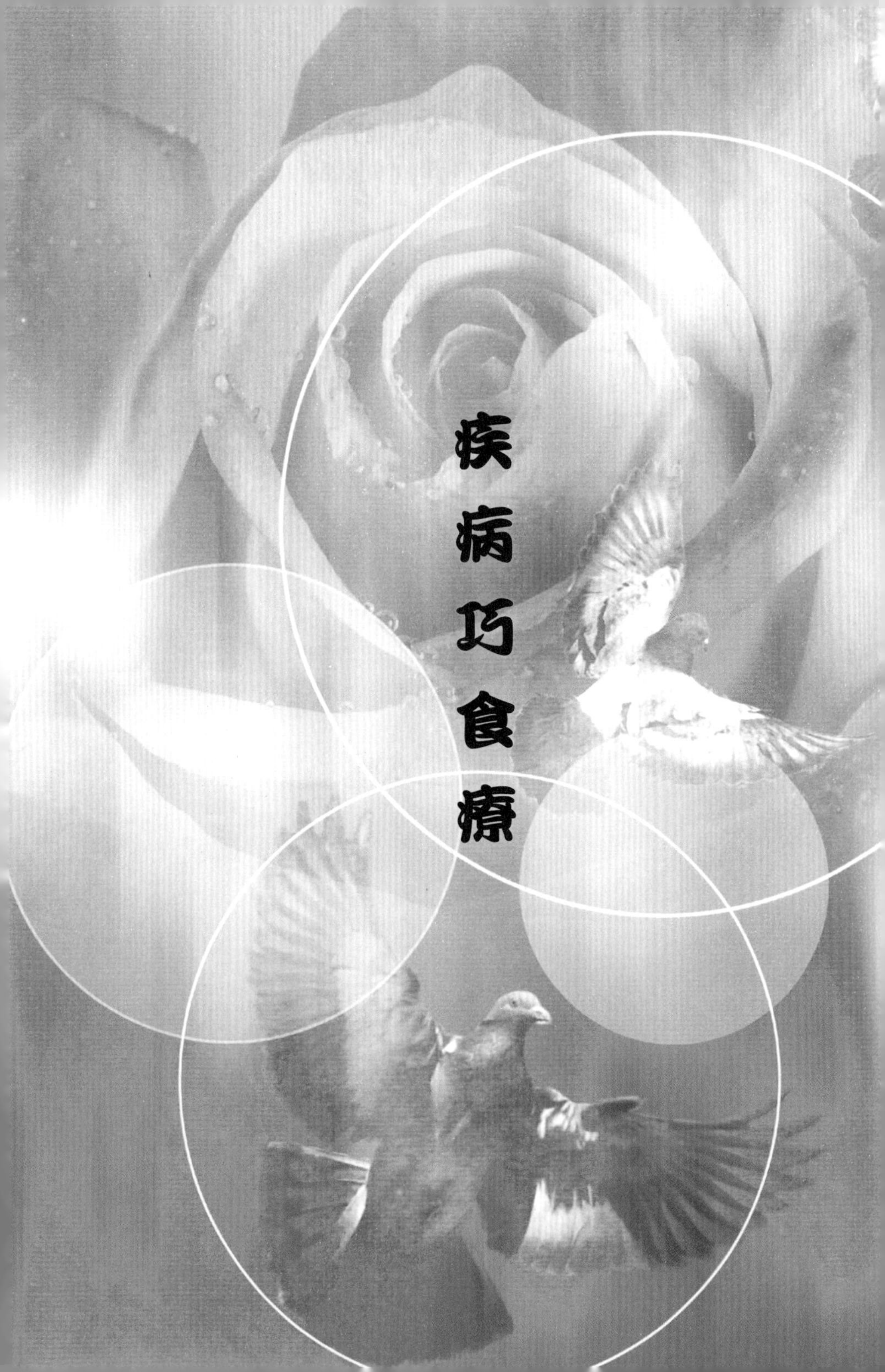
疾病巧食療

巧用飲食調理老年性白內障

白內障是老年人常見的眼病，發病率為百分之百，只不過有人早，有人遲而已。五十歲以後，大部分人水晶體皮質已有諸如密度升高、輕微混濁等早早期、初期白內障徵象，此時可不影響視力，隨著年齡增長，混濁加重，即愈加變白，則視力障礙、視物不清、視力模糊等必然接踵而至，最後形成白內障。除其他原因外，飲食結構與白內障發生相關。多飲水，多食綠色蔬菜水果，特別應多吃柑橘類水果和葡萄、檸檬、香蕉及杏子等，避免過食脂肪、糖、菸酒，就可以減少白內障的發生。

【飲食原則】

●多吃含類葉紅素的食物

美國農業部營養和衰老研究中心的科學家的研究結果表明，體內血液中類葉紅素

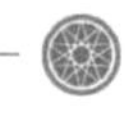
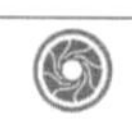

最少的那些人，患白內障的可能性增加五～六倍。類葉紅素具有抗氧化作用，能使晶體保持透明狀態，人體缺乏類葉紅素時，容易引起晶體混濁而導致白內障。深色、紅色、黃色、橙色的蔬菜瓜果如菠菜、胡蘿蔔、辣椒等含類葉紅素豐富。

●多吃含維生素C、E的食物

美國波士波塔夫茲大學營養與白內障研究中心的科學家發現，維生素C具有防止白內障形成的作用，它可減少光線和氧對晶體的損害。富含維生素C的食物有番茄、菠菜、洋蔥、大白菜、四季豆以及草莓、橘子、柚、橙等。

血液中維生素E含量低也會促患白內障。因為維生素E降低時會增加氧化反應，易使晶狀體的蛋白質凝集變為混濁。從蔬菜、葵花籽油、花生油、穀類、豆類、深綠色植物、肝、蛋和乳製品中，都可獲得較多的維生素E。

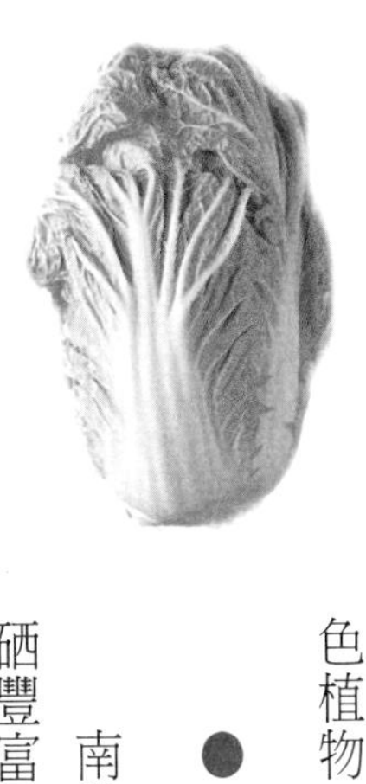

●多吃含硒豐富的食物

南非開普敦大學的科研人員對老年性白內障患者試用含硒豐富的食物進行輔助治療，取得了令人意想不到的結果。

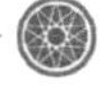
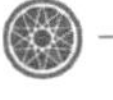
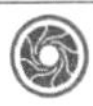

硒是一種半金屬元素，視覺的敏銳程度與硒有直接關係。

人體缺硒能誘發晶體混濁而致白內障，這早已被科學家所證實。富含硒的食物有魚、蝦、乳類、動物肝臟、肉類、堅果類等。

●多吃含鋅豐富的食物

科學家經過大量對照研究發現，血清含鋅水準與白內障發病率有關。一般認為，動物性食物較植物性食物含鋅豐富，且其中的鋅容易被吸收。在動物性食物中，以牡蠣、魚、瘦肉、動物內臟、蛋類中含鋅量高。植物性食物中，粗糧、海藻類、堅果、豆類、大白菜、蘿蔔、茄子中含鋅較多。

●多飲茶水

醫學家們在大量的觀察對比中發現，每日多喝茶的老人，他們患白內障的可能性較不喝茶或很少喝茶者要低得多。學者們認為，這與茶葉中所含有的大量的鞣酸有關。

醫學認為，白內障是由於體內的氧化反應所產生的自由基作用

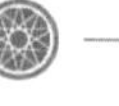
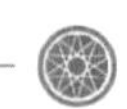

於眼球晶狀體的緣故。而茶葉中所含有的大量鞣酸可以阻斷體內產生自由基的氧化反應的發生。所以，茶水也就表現出對白內障疾病的有效預防作用。

【食療方法】

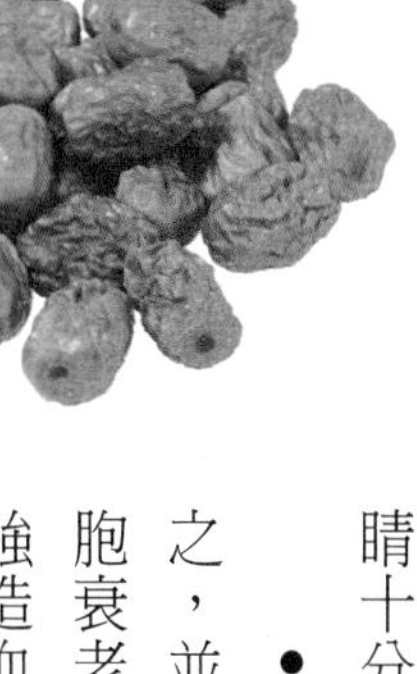

●枸杞子二十克，龍眼肉二十枚，水煎煮服食，連續服用有效。能益精養血、滋補明目。枸杞子富含胡蘿蔔素、維生素及鈣、磷、鐵等；龍眼肉亦富含維生素B_2、維生素C及蛋白質，均有明目功能，對眼睛十分有益。用於治療老年性白內障、視力減退等病症。

●黑芝麻炒熟研成粉，每次以一湯匙，沖到豆漿或牛奶中服之，並加一湯匙蜂蜜。黑芝麻富含維生素E，能推遲延緩人體細胞衰老、改善眼球內的循環，還含有鐵質、蛋白質，能維護和增強造血系統和免疫系統的功能，如再加茯苓粉十克效果更佳，是老年性白內障的理想食療佳品。

●胡蘿蔔經常適量食用。胡蘿蔔富含有維生素E、C、A等，能補肝明目，可用於治療老年性白內障。

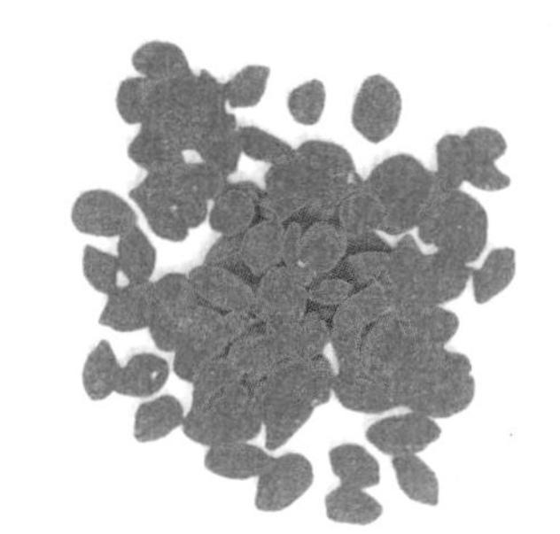

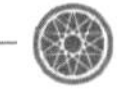

●豬肝一五〇克，鮮枸杞葉一〇〇克。先將豬肝洗淨切條，同枸杞葉共同煎煮，飲湯吃肝，每日服兩次。豬肝富含鐵、蛋白質、維生素A等，能益肝明目，有明顯的改善視力功能的作用。

●紅棗七枚，枸杞子十五克，加適量水煎服，每日一劑，連續服用。紅棗富含蛋白質、維生素C及鐵、磷、鈣等，能補血明目，有提高視力的作用。

●新鮮番茄，開水燙洗，去皮後，每天早晚空腹時吃一個，或將鮮雞蛋與番茄燒湯，調味食用。番茄富含谷胱甘肽及維生素C等營養，對防治老年性白內障有很好的作用。

巧用飲食調理老年人感冒

老年人因臟腑功能減退，正氣不足，體質虛弱，營衛功能失常，對外反應能力減退，極易患感冒。一旦感冒，常無典型症狀，起病緩慢，易被忽視。如不及時治療，可因新感引發痼疾，使原有慢性病惡化甚至危及生命，或因感冒抵抗力下降，遭致細

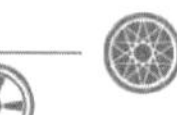
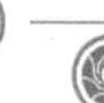

菌、病毒及其它微生物的侵襲而併發新的疾病，有生命之虞。因此，對年老體衰、體弱多病的長者，在感冒一開始就要提高警惕。

老年人感冒的各種療法中，飲食調養簡便易行，是一種較好的輔助療法。下面介紹一些老年人，因體質不同而出現的氣虛、陽虛症狀的食療。

【飲食原則】

●選擇容易消化的流質飲食

如菜湯、稀粥、蛋湯、蛋羹、牛奶等。

●飲食宜清淡少油膩

既滿足營養的需要，又能增進食慾。可供給白米粥、小米粥、小豆粥、配合甜醬菜、大頭菜、榨菜或豆腐乳等小菜，以清淡、爽口為宜。

●保證水分的供給

可多喝酸性果汁如山楂汁、奇異果汁、紅棗汁、鮮橙汁、西瓜汁等以促進胃液分

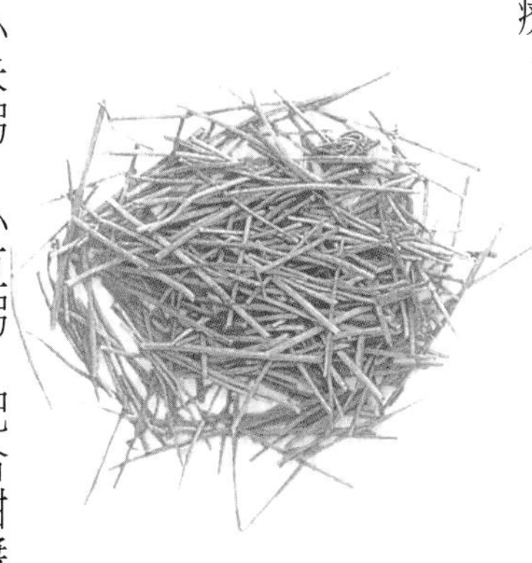

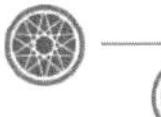

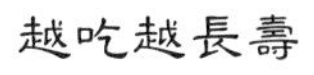

泌，增進食慾。

● 多食含維生素C、E及紅色的食物

如番茄、蘋果、葡萄、棗、草莓、甜菜、桔子、西瓜及牛奶、雞蛋等。預防感冒的發生。

● 飲食宜少量多餐

如退燒食慾較好後，可改為半流質飲食，如麵片湯、清雞湯龍鬚麵、小餛飩、菜泥粥，肉鬆粥、肝泥粥、蛋花粥。

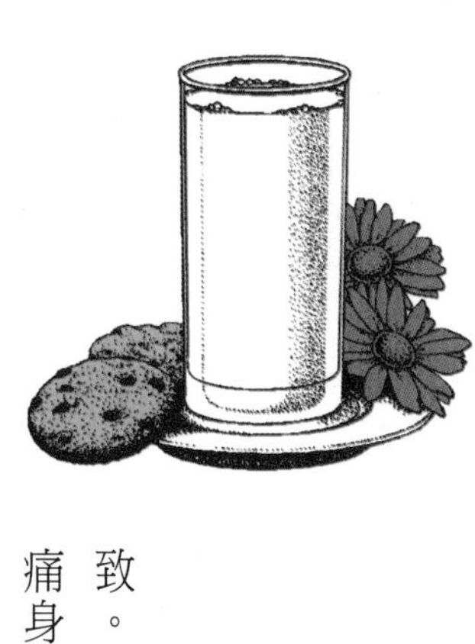

【食療方法】

風寒感冒

風寒感冒是風寒之邪外襲、肺氣失宣所致。症狀可見：惡寒重、發熱輕、無汗、頭痛身痛、鼻塞流清涕、咳嗽吐稀白痰、口不

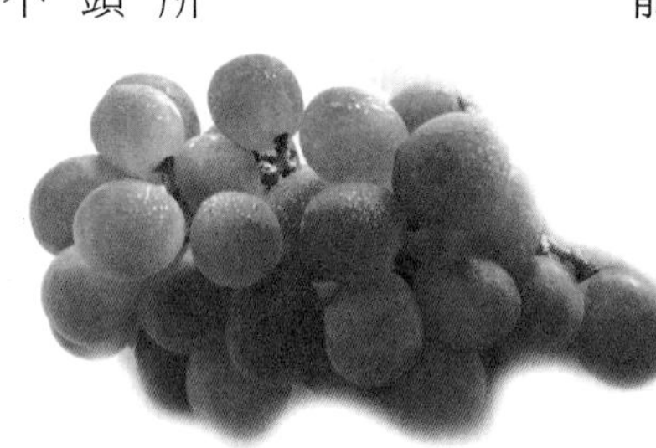

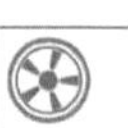

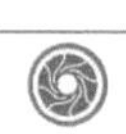

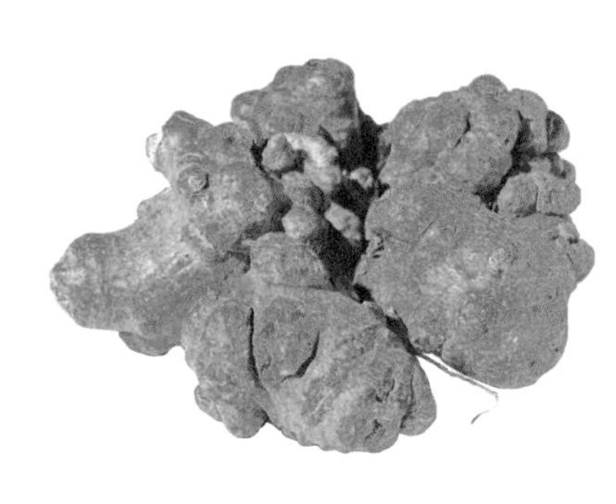

渴或渴喜熱飲、苔薄白。治法應以辛溫解表為主。常選用麻黃、荊芥、防風、蘇葉等解表散寒藥。老年人常用食療方如下：

●生薑片十五克，蔥白（長三公分）三段，加水五百毫升，煮沸加紅糖二十克，趁熱一次服下，蓋被取微汗。

●連鬚蔥白三十克，淡豆豉十克，生薑三片，加水五百毫升，煎成後再加黃酒三十毫升煎煮，服後蓋被取微汗。

●生薑十五克，紫蘇葉十克，放入砂鍋或搪瓷杯，加水五百毫升煮沸，加入紅糖二十克，趁熱服，每日兩次。

●大蔥白三段，薑片五片，胡桃五個取肉，綠茶葉一小撮，綠豆三十克，水煎服。每日服兩次。

風熱感冒

風熱感冒是風熱之邪犯表、肺氣失和所致。症狀表現為發熱重、微惡風、頭脹痛、有汗、咽喉紅腫疼痛、咳嗽、痰黏或黃、鼻塞黃涕、口渴喜飲、舌尖邊紅、苔薄白微黃。治法應以辛涼解表為主。老年人常用食療方如下：

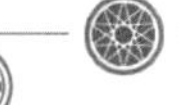

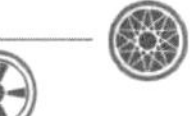

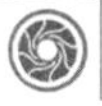

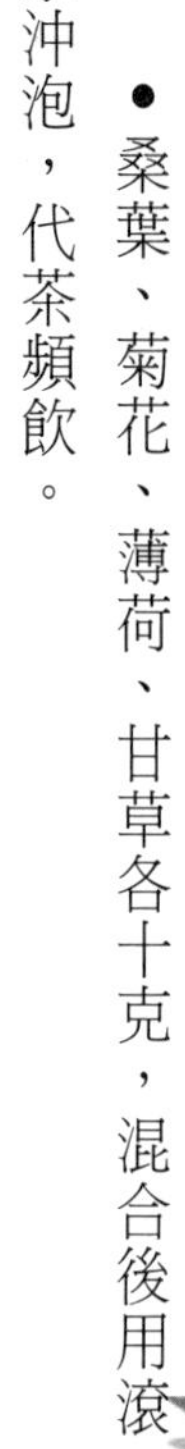

●桑葉、菊花、薄荷、甘草各十克，混合後用滾水沖泡，代茶頻飲。

●白蘿蔔二五○克切片，加水三茶杯，煎成二茶杯，加適量白糖，趁熱喝一杯，半小時後，溫熱再喝一杯。

●金銀花三十克，薄荷十克，鮮蘆根六十克。先將銀花、蘆根加水五百毫升，煮十五分鐘，後下薄荷煮沸三分鐘，濾出，加白糖，溫服，每日三～四次。

巧用飲食調理老年慢性支氣管炎

慢性支氣管炎，是老年人常見的呼吸道疾病。多在秋冬天氣寒冷時發作和加重。中醫認為，此病多由於其他臟器有病，累及肺臟，如脾虛生濕，腎氣虛弱，肝鬱氣滯，皆能形成內傷咳嗽。治療此病除注意其發病誘因、堅持身體鍛鍊外，食療亦可收到良好的效果。

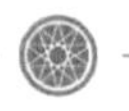
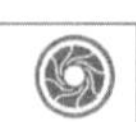

【飲食原則】

●飲食宜清淡

新鮮蔬菜加大白菜、大蘿蔔、胡蘿蔔、菠菜、油菜、番茄等，與羊肉、牛肉、狗肉等同燒、同煮，有溫補效益。對寒性體質者較好。

●吃足蛋白質

蛋白質的質和量對防治慢性支氣管炎的作用很大。黃豆及其製品有人所需要的優質蛋白，可補充慢性支氣管炎給機體組織蛋白造成的損耗。

熱量以米、麵、雜糧為主，按平時進食量充足供給。

●忌油膩發物

所謂「發物」，一般是指葷腥海鮮。中老年慢性支氣管炎患者要少用海魚、蝦、蟹、以及牛奶、肥肉等，一是防止助濕生

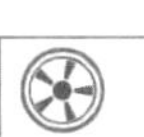
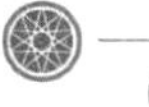

痰，二可避免過敏反應。

●避刺激食品

具有刺激性的食物很多，如辣椒、生蔥、芥末等對呼吸道有不良刺激作用，本病患者應避開不用，調味不宜過鹹、過甜、冷熱亦要適度。不吸菸，不飲酒。飲酒可使支氣管擴張，助火生痰；菸的塵霧能破壞氣管和肺的生理功能與防禦能力。

【食療方法】

食療的方法對慢性支氣管炎的療效確切。由臨床觀察，有許多中老年病人，就是由於平時飲食比較講究，同時又採用了食療措施，從而使病情日趨穩定，即使是易復發的冬季，患者也無嚴重發作。常用的食療方法有：

- 生蘿蔔、鮮藕各二五〇克，梨兩個，同切碎搗汁，加蜂蜜二五克調勻後，分二～三次飲服。
- 生大蒜五百克，醋二百克，紅糖一百克。將蒜頭搗爛和糖調勻，放醋內浸泡三

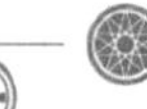
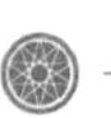
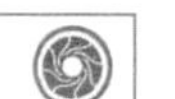

天，濾去渣每次溫開水沖服半湯匙，每日三次。

●鮮南瓜五百克（去皮切片），紅棗十五～二十個（去核），紅糖適量，加水煮沸。每日分兩次服。

●豆腐二百克，生蘿蔔汁三十毫升，飴糖或蜂蜜六十克，每日一劑，分兩次服。

●鮮藕汁一〇〇～一五〇毫升，蜂蜜十五～三十毫升，調勻內服，每日一劑。此方對肺熱咳嗽、血痰、咽部乾痛，療效較好。

●在伏天取黑棗若干，放入薑汁內浸泡數日後取出，在烈日下拌曬，曬至乾硬，存入玻璃瓶內密封，到冬至日啟開，每日食之，可預防冬天氣管炎的發作。

巧用飲食調理老年高血壓

高血壓病是以動脈血壓增高為標誌的臨床症候群，是老年人常見疾病之一。一般五十歲以上的人，其收縮壓超過二十千帕（一五〇毫米汞柱）、舒張壓超過十二千帕（九〇毫米汞柱）的就屬於高血壓。高血壓病的臨床表現，初期主要是頭痛頭暈、記憶力減退、失眠、健忘、心悸、乏力等症狀，並在工作緊張或用腦過度時，症狀加

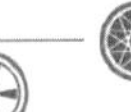
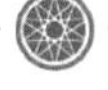
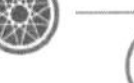

重；晚期病人會發生心、腦、腎和視網膜的小動脈硬化和痙攣，可產生組織病理改變。

高血壓病的病因至今尚不完全清楚，一般認為同遺傳、長期精神緊張、肥胖、食鹽攝入過量、吸菸等因素有密切關係。

大量流行病學調查資料證明，許多營養因素，如熱量、鈉、鉀、鎘、鋅、脂肪、膽固醇、蛋白質、維生素及食物中某些其他成分，同高血壓病的發病有關，並對高血壓病的防治具有積極意義。因此，在高血壓病的防治中，合理營養是十分重要的，其效果有時不亞於降壓藥物。透過膳食調節控制血壓，能顯著降低腦血管意外和冠心病的死亡率。

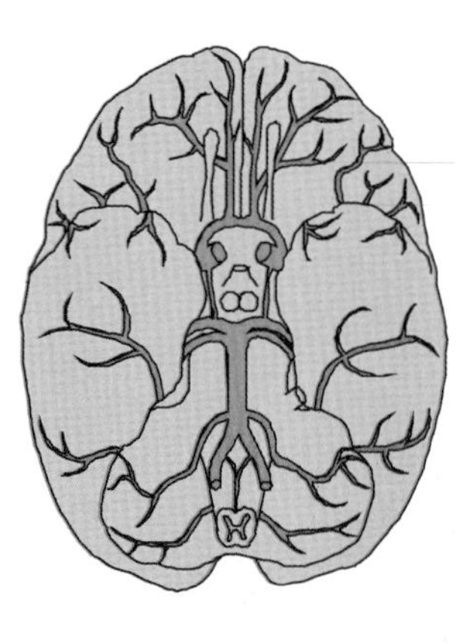

【飲食原則】

●控制熱量和體重

肥胖是高血壓病的危險因素之一，而肥胖的主要原因是熱量超標造成的。體內多餘的熱量能轉化為脂肪貯存於皮下及身體各組織中，從而導致肥胖。有人觀察超過正常體重二五千克的肥胖者，其收縮壓可高於正常人一・三三千帕（十毫米汞柱），舒張壓高〇・九三千帕（七毫米汞柱）。因此，控制熱量攝入，保持理想體重是防治高血壓的重要措施之一。

●限鹽

流行病學調查證明，食鹽攝入量與高血壓病的發病呈正相關，食鹽銷售量大的地區高血壓病的發病率顯著升高。故一般主張，凡有輕度高血壓或有高血壓病家族史的，其食鹽攝入量最好控制在每日五克以下，對血壓較高或合併心衰者，攝鹽量應更嚴格限制，每日用鹽量以一～二克為宜。

●控制膳食脂肪

食物脂肪的熱量比應控制在百分之二十五左右，最高不應超過百分之三十。脂肪的質量比其數量有更重要的意義。動物性脂肪含飽和脂肪酸高，可升高膽固醇，易導致血栓形成，使高血壓腦中風的發病率增加；而植物性油脂含不飽和脂肪酸較高，能延

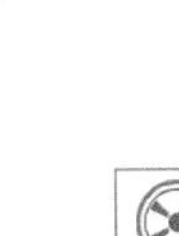

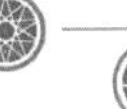

長血小板凝集時間，抑制血栓形成，降低血壓，預防腦中風。故食用油宜多選食植物油，其他食物也宜選用低飽和脂肪酸、低膽固醇的食物，如蔬菜、水果、全穀食物、魚、禽、瘦肉及低脂乳等。

●多吃一些富含維生素C的食物，如蔬菜、水果

新近的研究發現，在老年高血壓病患者中，血液中維生素C含量最高者，其血壓最低。據認為維生素C具有保護動脈血管內皮細胞免遭體內有害物質損害的作用。

●保證膳食中鈣的攝入充足

據研究報告，每日膳食，鈣攝入八百～一千毫克，可防止血壓升高。流行病學調查資料證明，每日平均攝入鈣量四五〇～五〇〇毫克的人群，比攝入鈣量一四〇〇～一五〇〇毫克的人群，患高血壓病的危險性高出兩倍。有人估計人群日均攝鈣量若提高一百毫克，可使收縮壓平均下降〇・三三千帕（二・五毫米汞柱），舒張壓平均下降〇・一七三千

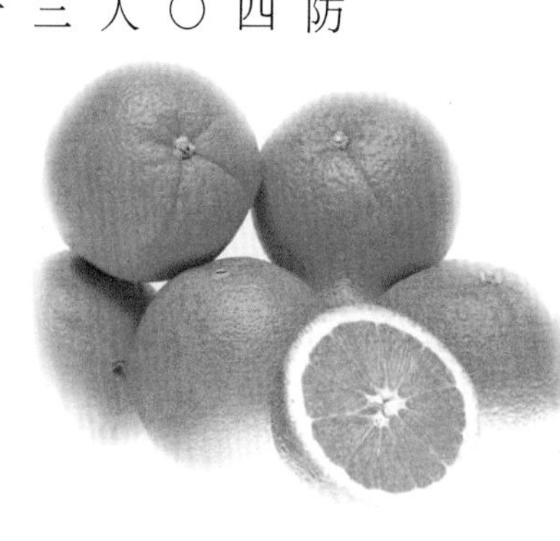

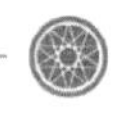
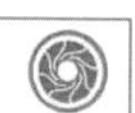

帕（一・三毫米汞柱）。近年來風行各地的醋蛋療法有明顯的降血壓效果，增加鈣的攝入可能是原因之一。

【食療方法】

早期患者，在合理飲食的同時，可選用食療，用以平衡陰陽，調和氣血。

●芹菜五百克水煎，加白糖適量代茶飲；或芹菜二五○克，紅棗十枚，水煎代茶飲。

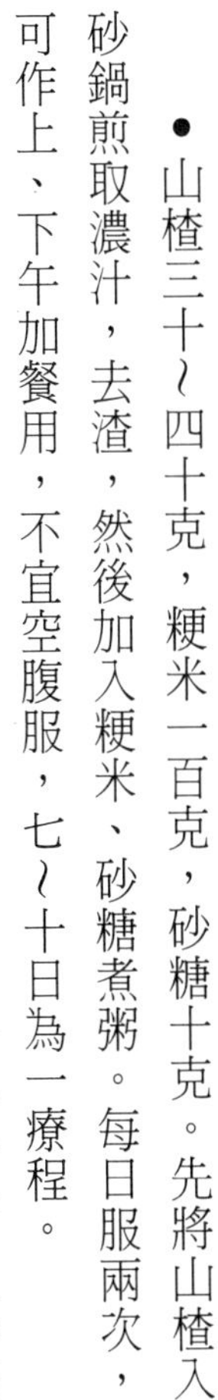

●山楂三十～四十克，粳米一百克，砂糖十克。先將山楂入砂鍋煎取濃汁，去渣，然後加入粳米、砂糖煮粥。每日服兩次，可作上、下午加餐用，不宜空腹服，七～十日為一療程。

●蓮子十五克，糯米三十克，紅糖適量。將上三味同入砂鍋內煎煮，煮沸後即改用文火，煮至黏稠為度。每日早晚空腹服。

●綠豆、海帶各一百克，大米適量。將海帶切碎與其他兩味同煮成粥。可長期當晚餐食用。

●生花生米浸泡醋中，五日後食用，每天早上吃十～十五

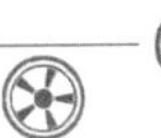
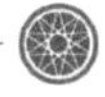

粒，有降壓、止血及降低膽固醇作用。

●糖、醋浸泡一個月以上的大蒜瓣若干，每天吃六瓣蒜，並飲其糖醋汁二十毫升，連服一個月，適用於頑固性高血壓。

巧用飲食調養老年高血脂症

高血脂症指血中膽固醇或甘油三酯升高，或者膽固醇、甘油三酯均升高。高血脂症有原發性和繼發性兩種：原發性病因尚不完全清楚；繼發性係由其他疾病所引起，如糖尿病、慢性腎病、痛風、酒精中毒等。

高血脂症是健康的大敵。尤其進入中老年以後，高血脂症常常誘發動脈粥樣硬化，從而引起心腦血管等多種疾病。老年人得了高血脂症，除了積極藥物治療外，合理飲食也是促進和維持脂質代謝平衡的重要措施。

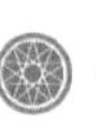
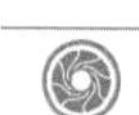
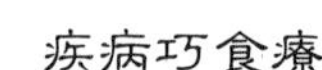

【飲食原則】

高膽固醇血症的飲食原則

●限制膳食膽固醇的攝入

忌食膽固醇含量高的食物，如動物腦、肝、腎，蟹黃、魚子、蛋黃、松花蛋等。膽固醇攝入量每日應控制在三百毫克以下，血膽固醇中度以上升高者每日膳食膽固醇應控制在二百毫克以下。

●限制動物性脂肪攝入，適當增加植物油

●多吃膳食纖維

膳食纖維可促進膽固醇排泄，減少膽固醇合成，能降低血膽固醇。所以，食物應勿過細過精，每日膳食不能缺少蔬菜、水果、粗糧等含纖維高的食物。

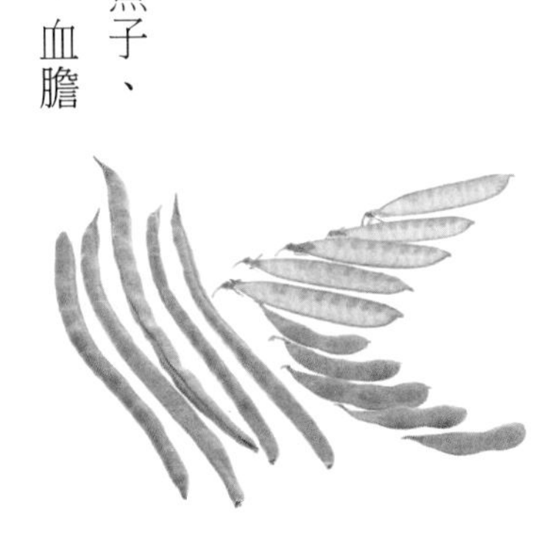

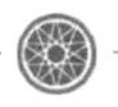

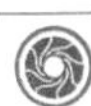

●適當增加一些具有降血脂、降膽固醇作用的食物

如豆類食品、大蒜、洋蔥、山楂、靈芝等。

●飲食宜清淡

各種動物性食品中蛋白質量多而質優，但有些動物性食品膽固醇及脂肪含量也高，故應適當加以控制。特別是老年人，體內調節能力逐漸減弱，飲食清淡比肥膩更有利於控制血膽固醇升高。

高甘油三酯血症的飲食原則

●保持理想體重，限制總熱量攝入

體重超重或肥胖者，應由限制主食攝入的辦法來達到減肥目的，一般應吃八分飽。減肥時應遵循循序漸進的原則，逐漸減重，切不可操之過急。

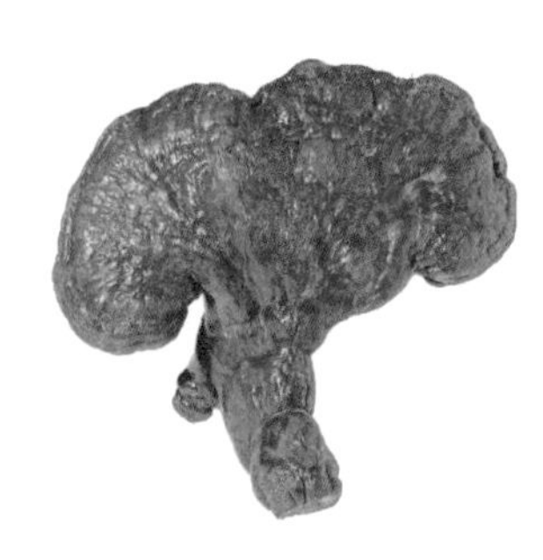

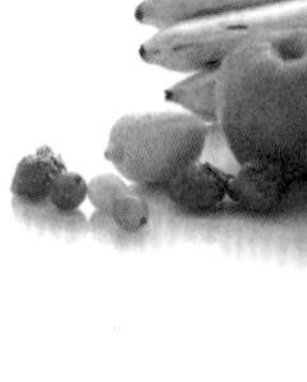

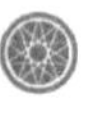

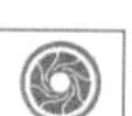

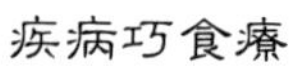

●碳水化合物在總熱量中以占百分之四十五～六十爲宜

儘量避免食用白糖、水果糖和含糖較多的糕點及罐頭等食品。

●膽固醇每日攝入量應控制在三百毫克以下

食物選擇控制上可比高膽固醇血症患者略為放鬆。

●脂肪的熱量比不必限制得過低

在控制總熱量攝入量的前提下，脂肪的熱量比不必限制得過低，可占熱量的百分之二十五～三十，但應注意勿過多攝入動物性脂肪。每天油脂用量大約五十克，植物油應占食用油的大部分。

●多吃蔬果食物

多吃蔬菜、水果、粗糧等含纖維較多的食物，有利於降血脂和增加飽腹感。

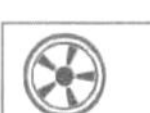

【食療方法】

●鯽魚一條（重約二百克），紅豆六十克，紫皮大蒜一頭，蔥白一段。將鯽魚去鱗及內臟，加蔥、薑、料酒同紅豆、大蒜一起文火燉熟，食魚喝湯。

●黑芝麻六十克，桑椹六十克，白糖十克，大米五十克。將黑芝麻、桑椹、大米洗淨後，一同放入砂盤中搗碎，再放入砂鍋內加清水三碗，煮成糊狀後，加入白糖即可食用。每日服兩次。

●大蒜榨汁，單味飲服，或加奶油適量調勻後一起服下。也可用大蒜油製成膠丸，飯後服用，每次三粒，每日三次，一個月為一療程。

●取綠豆二一粒，胡椒四粒，同研末，用開水一次調服。

●焦山楂十五克，荷葉八克，生大黃五克，生黃芪十五克，生薑二片，生甘草三克。將以上各味同煎湯，代茶隨飲，或每日三次。

●豆漿汁五百毫升，粳米五十克，砂糖或細鹽少許。將上味同入砂鍋內，煮至粥稠，表面有粥油為度。每日早晚餐溫熱食。

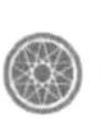
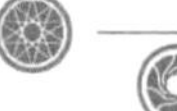
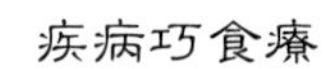

巧用飲食調養老年腦血管意外

腦血管意外是腦局部血液循環急性障礙導致的急性或亞急性腦損害性疾病，中醫稱之為「中風」。腦血管意外可分為缺血性和出血性兩大類：

前者有短暫性腦缺血發作、動脈硬化性腦梗塞、腦血栓形成和腦栓塞；後者有高血壓動脈硬化性腦出血和蛛網膜下腔出血。

臨床表現以突然出現的意識障礙和肢體癱瘓最為常見，死亡率相當高，經及時搶救倖免死亡的患者大多留有不同程度的後遺症。腦血管意外是中、老年人的常見病、多發病，其中動脈硬化性腦梗塞大多發生於六十歲以上的老年人，尤其是患有高血壓或動脈粥樣硬化的老年人；而高血壓性腦出血則多發生於五十歲左右的高血壓患者。

腦血管意外是影響健康長壽的最危險疾病之一，在我國因腦血管意外死亡的人數高於心血管疾病和癌症，在致死疾病中占第一位。因此，預防腦血管意外的發病是老年

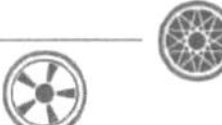
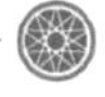
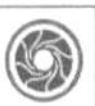

保健的重要內容。在這方面，飲食調養具有十分重要的作用。

【飲食原則】

從預防的角度看，腦血管意外的飲食原則與高血壓病、動脈粥樣硬化、高血脂症病人的飲食原則一致。急性期病人多伴有昏迷等意識障礙，不能正常進食，因此，在積極搶救的同時應及早補充營養，一般腦溢血病人在發病二十四小時後即可開始鼻飼流質軟食，即由鼻腔下到胃內的管道給病人餵食。

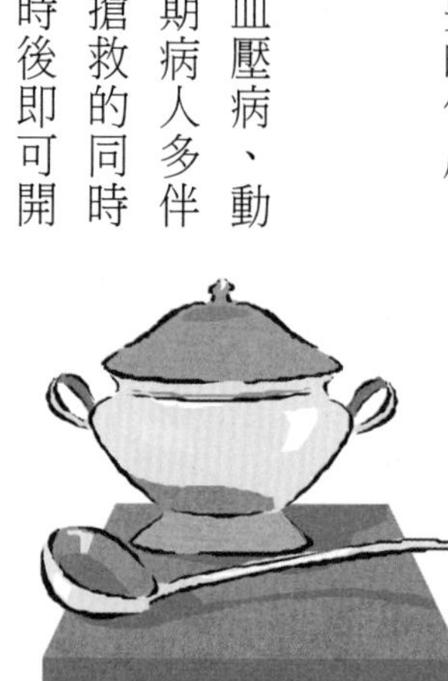

●每日控制適當熱量

中等身高、體重的病人可按每日八四〇〇焦熱量攝入。

●碳水化合物的供給應保持適量的澱粉

作為主要熱量來源，澱粉具有經濟、節省蛋白質、保證脂肪充分氧化及通便作用。而蔗糖及其它單、雙醣類每日以不超過一五〇克為宜，過多易刺激胃酸分泌，導致胃腸脹

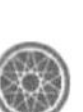

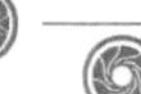

氣，且長期攝入不易保證維生素、無機鹽等供給。

●保持動、植物蛋白的適當比例

一般應以病人平時飲食習慣為依據。

●注意補充植物油

以防必需脂肪酸缺乏。可每日補充植物油十～二十克。

●注意進餐次數

每日進餐次數及數量應根據病情而定，一般每次可餵二百～五百毫升，每日四～八次。

●食物溫度以三七～四二度爲宜

過冷或過熱食物均可致病人不適，或因刺激胃腸蠕動，發生腹瀉。

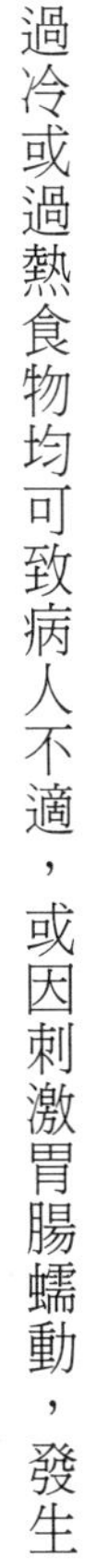

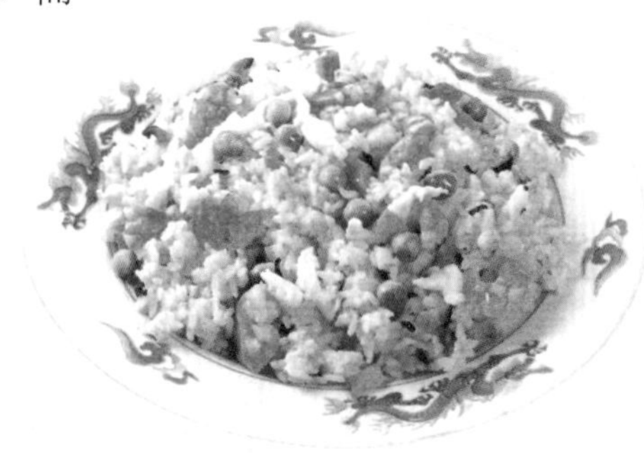

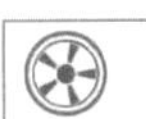

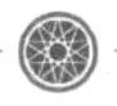

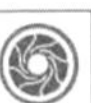

●注意觀察

注意觀察瞭解病人的消化吸收情況、大小便次數及性狀。

【食療方法】

●烏龜三隻（拳頭大小），冰糖適量。每次用三隻烏龜取血，加清水及冰糖適量，碗裝，放鍋中隔水蒸熟食。每日一次，七次為一療程，有滋陰養血、通脈作用，適用於中風後遺症之半身不遂、肢體麻痹等。

●小米一五〇克，冬麻子、薄荷葉、荊芥穗各五十克。將冬麻子炒熟去皮研碎。砂鍋內放水先煮薄荷葉、荊芥穗，去渣取汁，入麻子仁、小米同煮粥。每日空腹食一次，適用於中風以及大腸澀滯。

●黃芪五十克，南蛇肉（蟒蛇，蚺蛇）二百克。將黃芪和南蛇肉加生薑三片，油、鹽、水各適量煲湯，飲湯食蛇肉，每日一次。此方有補氣、養血、祛風濕、舒筋絡功效，適用於中風後半身不遂，以及風濕關節痹痛。

●葛粉二五〇克，荊芥穗五十克，淡豆豉一五〇克。將葛粉搗碎

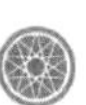
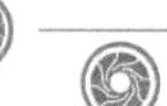

成細粉末，荊芥穗和淡豆豉用水煮六～七沸，去渣取汁，再將葛粉作麵條放入汁中煮熟。每日空腹食一次。有解熱生津、祛風開竅功效，適用於中風所致言語謇澀、神志昏憒、手足不遂，或預防中風以及中老年人腦血管硬化。

巧用飲食調養老年人冠心病

冠心病是老年人最常見的疾病之一，是影響健康和長壽的主要疾病。冠心病是冠狀動脈粥樣硬化性心臟病的簡稱。冠狀動脈是供應心臟自身血液的小動脈，當其發生粥樣硬化後，血管壁上可出現脂質沉著，產生粥樣斑塊，使動脈管腔狹窄，造成心肌供血不足，甚至引起心肌缺血性壞死。

冠心病的主要臨床表現是心肌缺血缺氧而導致的心絞痛、心律失常，嚴重者發生心肌梗塞，使心肌大面積壞死，危及生命。

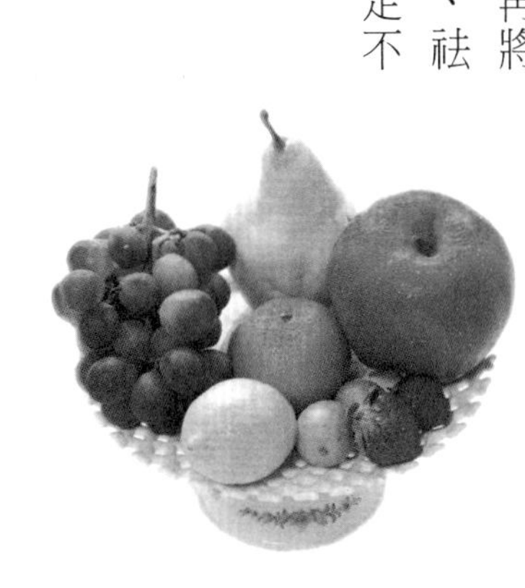

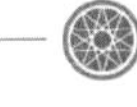
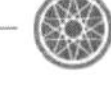

在冠心病發病的危險因素中，最主要的是高血壓、高膽固醇血症、吸菸；其次是肥胖、糖尿病及精神神經因素；還有一些不能改變的因素，如家族遺傳史、年齡、性別（男性）等。從上述因素看，冠心病的發病同飲食營養因素有直接或間接關係，因此注重合理營養是防治冠心病的重要措施之一。

【飲食原則】

●控制脂肪攝入的質與量

許多研究證明，長期食用大量脂肪是引起動脈硬化的主要因素。而且還證明脂肪的質對血脂的影響更大，飽和脂肪酸能升高血膽固醇，多不飽和脂肪酸則能降低血膽固醇，一般認為膳食中多不飽和脂肪酸、飽和脂肪酸、單不飽和脂肪酸之比以一：一：一為宜。膳食膽固醇含量對體內脂質代謝會產生一定影響，應適當加以控制。

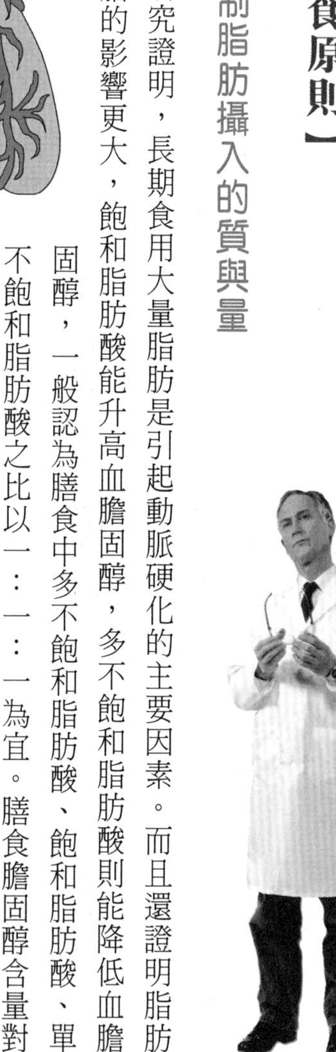

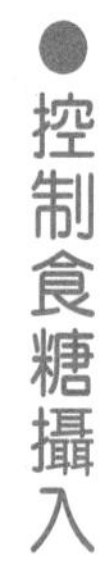

●控制食糖攝入

碳水化合物是機體熱量的主要來源，碳水化合物攝入過多（在我國人民膳食結構中就是主食量過多），可造成熱量入超，在體內同樣可轉化生成脂肪，引起肥胖，並使血脂升高。經研究證明，在碳水化合物中升高血脂的作用，果糖高於蔗糖，蔗糖高於澱粉。美國、加拿大等國，人們的食糖量可占一日熱量的百分之十五～二十，其冠心病發病率遠高於其他國家和地區。因此，要嚴格控制碳水化合物攝入總量，尤其是控制食糖攝入量，一般以不超過總熱量的百分之十為宜。

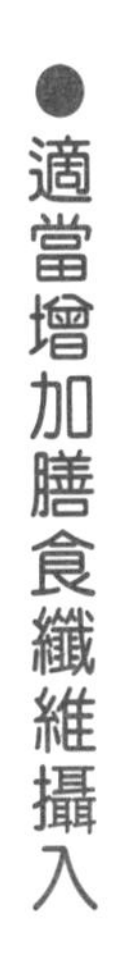

●適當增加膳食纖維攝入

膳食纖維能吸附膽固醇，阻止膽固醇被人體吸收，並能促進膽酸從糞便中排出，減少膽固醇的體內生成，故能降低血膽固醇。故在防治冠心病的膳食中，應有充足的膳食纖維。

●提供豐富的維生素

維生素C能促進膽固醇生成膽酸，從而有降低血膽固醇作用；還能改善冠狀循環，保護血管壁。

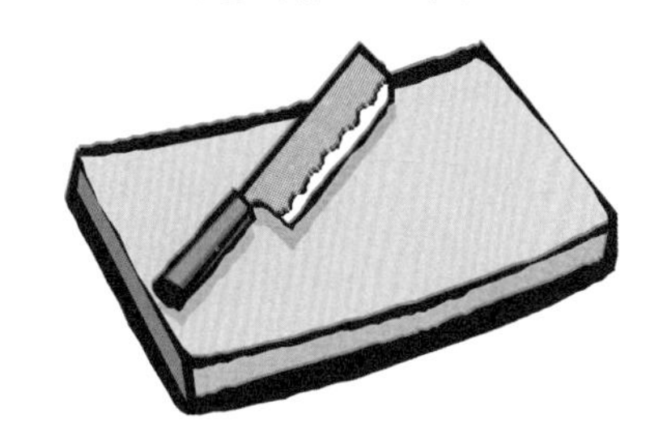

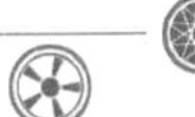
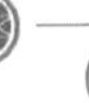

尼克酸能擴張末梢血管，防止血栓形成；還能降低血中甘油三酯的水準。維生素E具有抗氧化作用，能阻止不飽和脂肪酸過氧化，保護心肌並改善心肌缺氧，預防血栓發生。

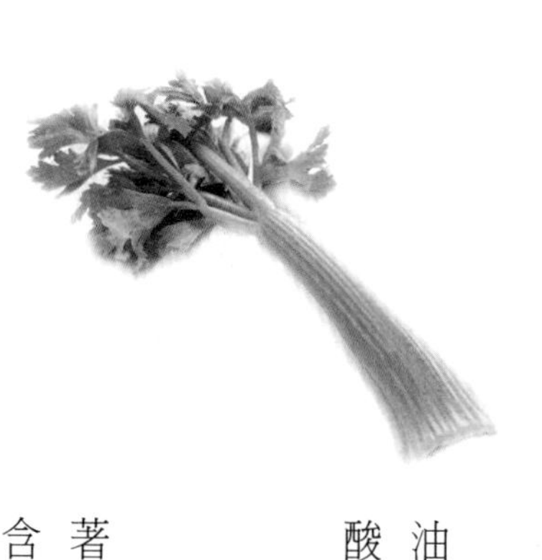

●保證必需的無機鹽及微量元素供給

碘能抑制膽固醇被腸道吸收，降低膽固醇在血管壁上的沉著，故能減緩或阻止動脈粥樣硬化的發展，常食海帶、紫菜等含碘豐富的海產品，可降低冠心病發病率。

膳食中鈣、鎂、鉀、鈉、銅、鉻等也同冠心病發病有關。

●少量多餐

切忌暴飲暴食，晚餐也不宜吃得過飽，否則易誘發急性心肌梗塞。

【食療方法】

- 芹菜根五個，紅棗十個，水煎服，食棗飲湯。每日兩次。
- 紅山楂五個，去核切碎，用蜂蜜一匙調勻，加在玉米麵粥中服食。

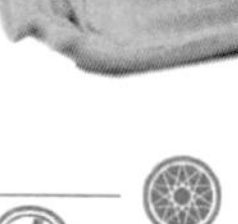
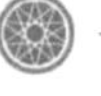
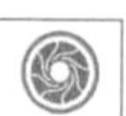

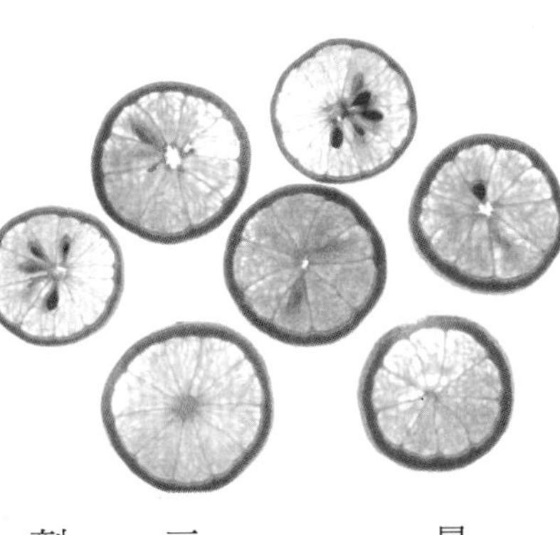

每日服一～兩次。

●水發海帶二五克，與粳米同煮粥，加鹽、味精、芝麻油適量，調味服食。每日早晚服食。

●玉米粉五十克用冷水調和，煮成玉米粥，粥成後加入蜂蜜一匙服食。每日兩次。

●荷葉、山楂葉各適量，水煎或開水沖浸，代茶隨飲或每日三次。

●菊花、生山楂各十五～二十克，水煎或開水沖浸，每日一劑，代茶飲用。

●檸檬一個，切成片，用蜂蜜三匙漬透，每次五片，加入玉米麵粥內服食。每日服兩次。

巧用飲食調養老年慢性胃炎

慢性胃炎是中老年的常見病，這是因為老年人隨年齡增加

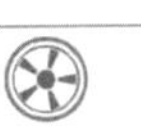
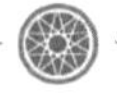

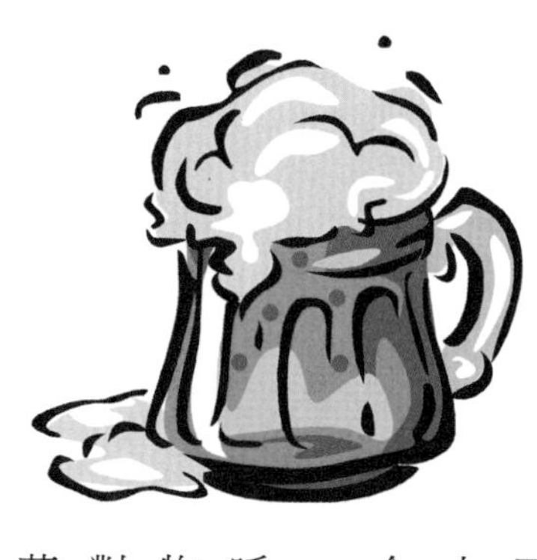

而出現牙列缺損，食物咀嚼不充分或者未咀嚼吞下入胃。老年人味覺下降，食道、胃黏膜逐漸萎縮，蠕動力差，喜吃刺激性食物或長期飲濃茶、酒、咖啡、過度吸菸等引起炎症。

防治老年慢性胃炎，要建立良好的衛生習慣，積極治癒上呼吸道和五官、口腔等慢性疾病，勿將痰液、鼻涕等帶菌分泌物吞嚥入胃；要避免精神緊張、焦慮、恐懼和體力疲勞；不吃對胃有刺激的食物及黴變、生冷和難以消化的食品，避免飲濃茶、濃咖啡；戒除菸酒；慎用對胃有刺激性的藥物，如阿司匹林、激素、紅黴素、磺胺等。

【飲食原則】

●宜少宜精

宜少指不可過饑再吃東西，且吃東西一次不可過飽，不宜極渴時飲水，飲水一次不宜過多。晚飯宜少。宜精指少吃粗糙和粗纖維多的食物，尤其對於有消化不良的病人，要求食物要

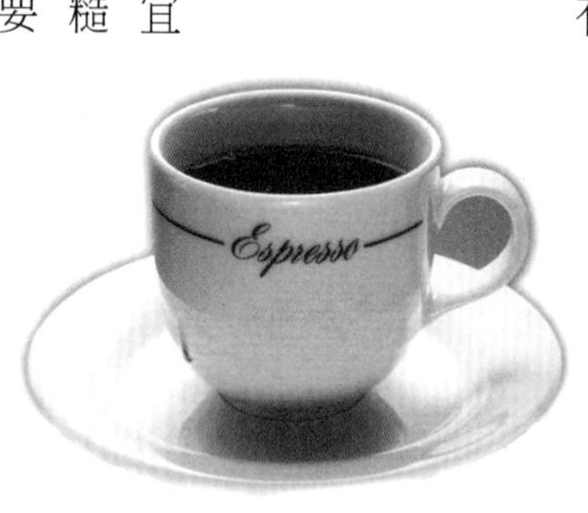

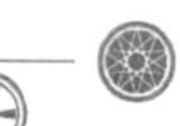
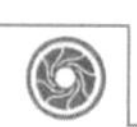

精工細作，富含營養。

●宜溫宜潔

宜溫指胃病患者不可過食冷瓜果，也不能因畏涼食而吃熱燙飲食，這對食道和胃的損傷也很大。宜潔是指有胃病的人胃抵抗力差，應防止食物被污染，並注意食用器具的衛生。

●宜鮮宜淡

宜鮮是指吃適量新鮮蔬菜和水果，新鮮蔬菜水果可防癌，同時也指吃新鮮的食物，不食腐爛變質的食物。

宜淡指宜吃清淡的素食。中醫講淡味是養胃的，清淡素食既易於消化吸收，又利於胃病的恢復，而且可使人長壽。新鮮蔬菜五穀都為健胃佳品，但食用不可過量。

●宜軟宜緩

宜軟指飯食、蔬菜、魚肉之品宜軟爛，不宜食油煎、油炸、

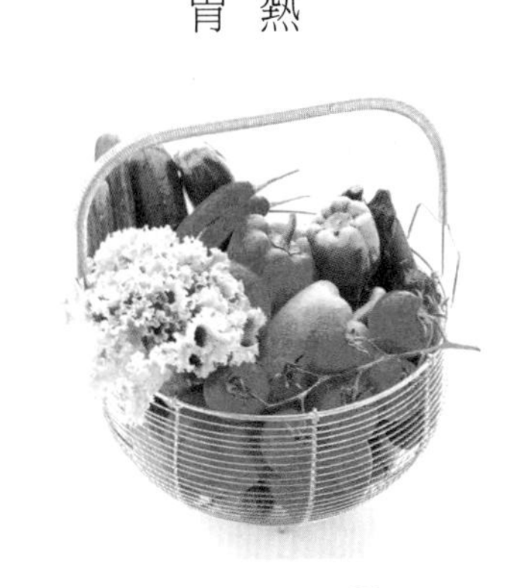

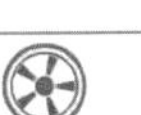
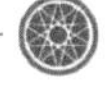
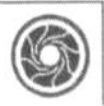

半熟之品及堅硬食物，既難於消化，而且有刺傷胃絡之弊端。宜緩指細嚼慢嚥，充分地咀嚼，唾液大量分泌，既有利於食物的消化吸收，又具有防癌和抗衰老的效果。

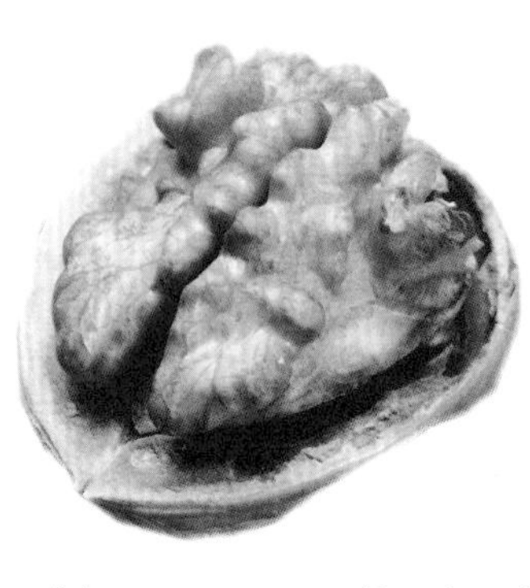

【食療方法】

●桂圓五—十個，石斛十克，白糖少許。桂圓去殼，同石斛一起放鍋中，加水，加白糖，小火燒沸十五分鐘即可，不可久煮。作點心吃，具有補脾健胃、補心益智、除煩熱的功能。胃熱重出現舌苔黃者，可加入洗淨的竹菇六克同煮。

●核桃仁一五〇克，白糖二百克，山楂五十克。核桃仁用水浸泡三十分鐘，洗淨後，再加少許清水，磨成茸漿，越細越好，裝入盆內，再加適量的清水稀釋調勻待用（約二百克）；山楂用水沖洗乾淨，山楂要拍破放入鍋內，加清水適量，用中火煎熬成汁，去渣留汁約一千克；再將山楂汁倒入鍋內，加白糖攪勻，待溶化後，再將核桃緩緩倒入鍋內，邊倒邊攪勻，燒至茶微沸，出鍋裝碗即成。代茶飲。

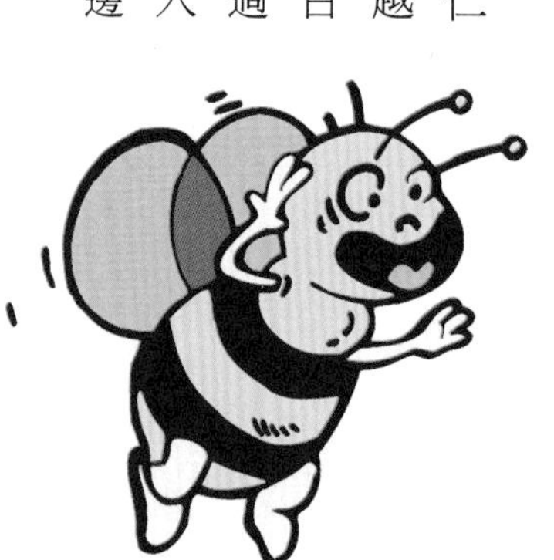

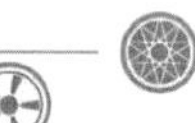

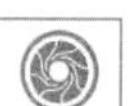

巧用飲食調養老年人無痛性潰瘍病

潰瘍病多以上腹部節律性、週期性疼痛為主要特徵。但有些病人雖有胃黏膜潰瘍，卻缺乏上腹部節律性疼痛的症狀，臨床上把它叫做無痛性潰瘍病，其中百分之九十以上是老年人。

老年人無痛性潰瘍病的病因目前尚不十分清楚，多數專家認為，可能是隨著年齡的增長疼痛閾降低的緣故，但也有人認為可能是由於老年人以往較多使用非類固醇消炎藥物，從而掩蓋了潰瘍病疼痛的症狀。

老年人無痛性潰瘍病雖然疼痛不明顯，病程短，但發生出血、穿孔和癌變者卻較多。由於老年人胃和十二指腸壁的血管硬化，因而出血常突然發生，出血量大，不易停止，往往發生失血性休克，若搶救不及時將危及生命。個別老年患者可因出血較多，血壓急驟下降而誘發腦血栓形成和心肌梗塞。

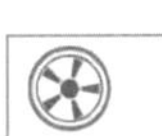
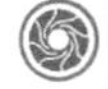

所以，老年人要高度警惕無痛性潰瘍病。尤其是對無法解釋的進行性貧血、食慾減退、體重減輕、疲乏無力等症狀的老年人，更應重視。要及時到醫院作X光線透視或胃鏡檢查，以便及早確診，及時治療。

【飲食原則】

●宜食用質軟、易消化的食物

避免體積大、堅硬、粗纖維多的食物，以減少對潰瘍面的機械性刺激。

●少量多餐、定時定量

少量，可減少胃酸分泌；多餐，可彌補食量之不足。一般每餐不宜過飽，以正常食量的三分之二為宜，每日進餐四～五次。

定時定量對維持胃液分泌和正常生理功能有重要作用。

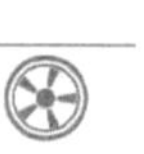
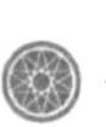
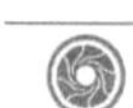

●提供營養全面的膳食

為促進潰瘍癒合，提供營養全面的膳食，特別是選用蛋白質營養價值高的食品，很有必要。

●烹調方法應以蒸、煮、燉、燒、燴、燜等方法

不宜採用乾炸、油炸、醃臘、滑溜等方法。忌過甜、過鹹、過熱及生冷食物。

●避免能強烈刺激胃液分泌的食物

如咖啡、濃茶、可哥、巧克力、濃肉湯、雞湯、過甜食物、酒精、地瓜等食物；各種香料及強烈調味品，如味精、芥末、胡椒、辣椒、茴香、花椒等也應加以控制。

●含粗纖維多的食物

如玉米麵、高粱米等粗糧，乾黃豆、茭白、竹筍、芹菜、藕、韭菜、黃豆芽等要加以限制。堅硬的食物，如臘肉、火腿、香腸、蚌肉、花生米不宜食用。

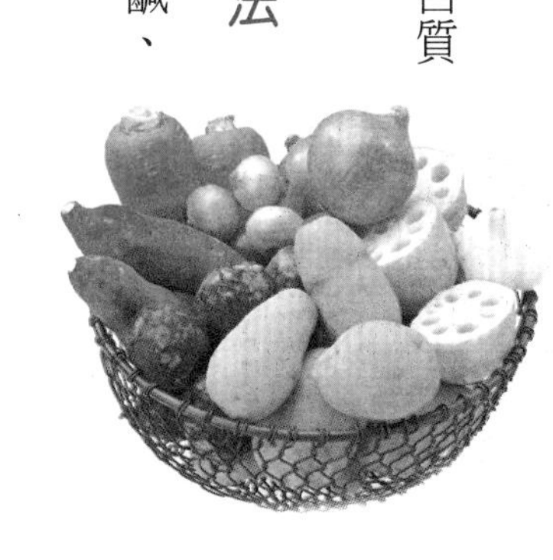

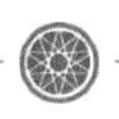

●不吃產氣多的食物

生蔥、生蒜、生蘿蔔、洋蔥、蒜苗等產氣多的食物對潰瘍病不利。

【食療方法】

- ●將墨魚骨研成粉末，每次服一～二克，每日三次。
- ●紅棗五枚去核，每個紅棗內放入白胡椒兩粒（略打碎），置鍋內蒸食。
- ●雞蛋一個，去殼，放入碗中攪爛，加入田七末三克，藕汁八十毫升，拌勻，可加少許冰糖調味，隔水燉服。

巧用飲食調理老年人痢疾

痢疾以腹痛、裏急後重、下痢赤白膿血為主要症狀。多發於夏秋季節。夏季氣溫高，由於老年人消化功能比較差，因而這個時期最容易出現消化道疾病，其中以細菌性痢疾最為多

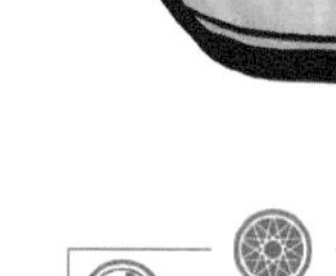

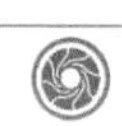

見，一些嚴重病例會發展為中毒痢疾，具有較高的病死率。如果治療不及時，還可以轉成慢性痢疾，給以後的生活帶來痛苦和不便。

老年人由於多合併有其他慢性疾病，如高血壓、糖尿病、心腦血管病等，菌痢的發生往往可以使這些疾病加重、急性發作，而且老年人的痢疾臨床表現往往不典型，容易引起誤診誤治，因而老年朋友更應該注意痢疾的預防、治療和飲食保養。

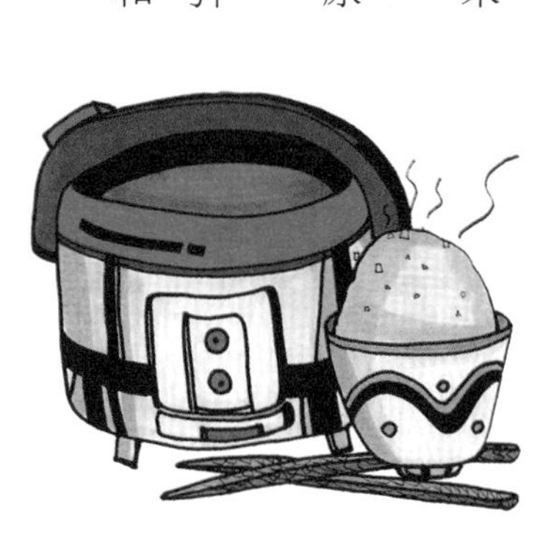

【飲食原則】

●急性期應禁食，清理腸胃

或根據情況進流質飲食，如米湯、藕粉、濾過去渣的菜湯等容易消化的食物。適當飲果汁水、鹽開水。一般兩小時一次。還可喝紅綠茶水。

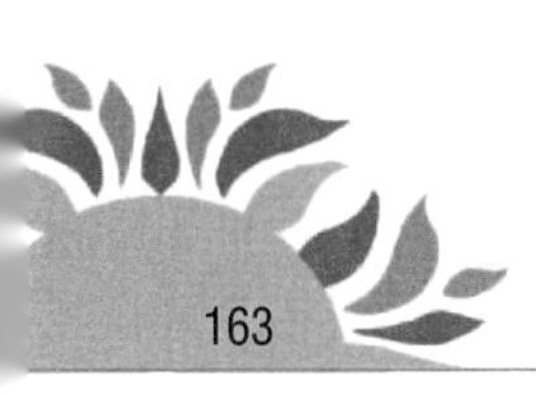
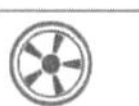
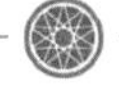
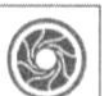

●病情好轉，可食低脂肪少渣半流食

如米粥、肉泥粥、蛋花粥、菜末粥、龍鬚麵、小薄面片及麵包、蛋糕、餅乾，新鮮果汁菜汁。

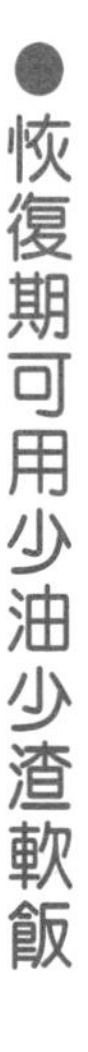

●恢復期可用少油少渣軟飯

乾稀搭配，如軟米飯、番茄炒雞蛋、汆丸子湯。

●急性期應忌油膩、葷腥、生冷、乾硬、粗纖維不易消化的食物

忌用牛奶、雞蛋、蔗糖，既脹氣又不宜消化。

【食療方法】

●綠茶五克，蜂蜜適量。將綠茶放入瓷杯中，以沸水沖泡，蓋緊溫浸五分鐘，再調入蜂蜜。趁熱頓服，每日三～四次，有清熱生津、止痢消食功效。適用於細菌性痢疾。

●鮮葡萄汁、生薑汁各五十毫升，綠茶五克，蜂蜜適量。以沸水沖浸濃綠茶一

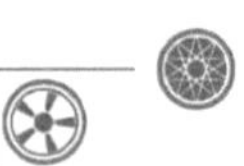
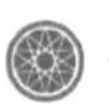
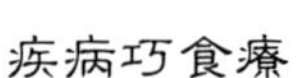

杯，對入葡萄汁、薑汁、蜂蜜。每日兩次，趁熱頓服。功效為除煩止渴、健胃止疾。適用於細菌性痢疾。

巧用飲食調理老年人便秘

一般老年人由於攝入食物過少，或食物過於精細，缺乏纖維殘渣對結腸運動的刺激，不能產生便意。同時，由於年齡的關係，協助排便的肌肉無力，也會造成便秘。所以，老年人一般患的是弛緩性便秘。

弛緩性便秘的飲食治療，主要是透過飲食調節，增加糞量，刺激腸蠕動，增強排便的能力。

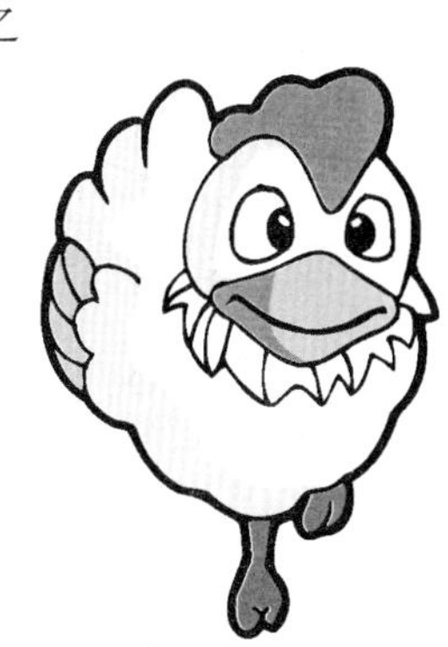

【飲食原則】

●對痙攣性、阻塞性便秘，應採用含膳食纖維少的少渣膳食

含纖維高的蔬菜、水果、粗糧、乾豆類食品宜少吃或不吃。忌用濃茶、咖啡、香

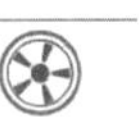
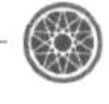
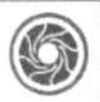

料、辣椒等有強刺激性的食品。適當食用含瓊脂的食品，如果凍等，以保持腸道中糞便的水分，使大便軟潤，易於排出。

●無力性便秘則宜多食用含纖維多的高渣膳食

以刺激腸道蠕動。粗糧、乾豆、蔬菜、水果、麥麩等食品，不僅含豐富的纖維，也能提供維生素，特別是B群維生素，並可促進腸蠕動及消化液分泌。洋蔥、蒜苗、蘿蔔、豆類、生黃瓜等產氣性食物對防治便秘有利。

●對各種類型便秘均適用的膳食原則爲：多飲水

通便，可每日晨間空腹喝淡鹽水或蜂蜜水，也可飲用果汁、菜水等飲料；適當增加脂肪攝入，適當增加豆油、花生油等烹調用油量，有潤腸作用，可使大便通暢；優酪乳或紅茶菌，有潤腸防腐通便作用，有條件者可飲用；限制強烈刺激性食品攝入，如辣椒、芥末等。

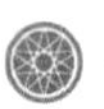
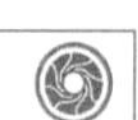

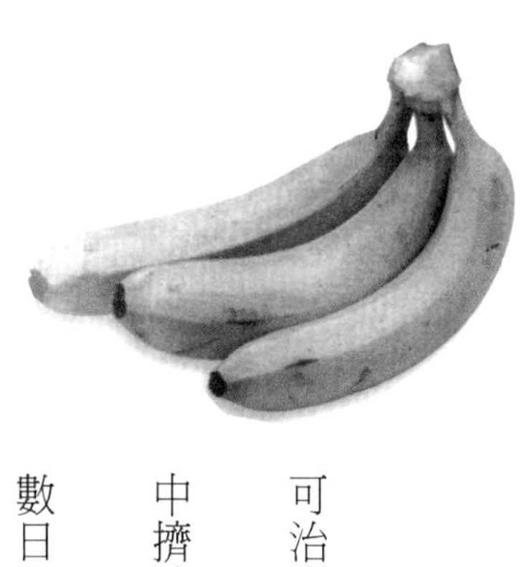

【食療方法】

●黑木耳六克，煮爛，加蜂蜜二匙，調服，每日二～三次。可治療習慣性便秘。

●鮮白蘿蔔一千克，用涼開水洗淨，切碎搗爛，置消毒紗布中擠汁，加少量蜂蜜調味，空腹服，每日一次。

●香蕉兩根，去皮加冰糖適量，隔水蒸，每日吃兩次，連吃數日。

●取紅薯一五〇克，白米適量。將紅薯洗淨去皮，切成小塊狀後，與白米加水共煮成粥。每日兩次，作早或晚餐食用。

巧用飲食調養老年人糖尿病

老年糖尿病是指六十五歲以上老人的糖尿病。糖尿病的發病率隨年齡的增長而升高。老年人糖尿病患病率高的原因：一

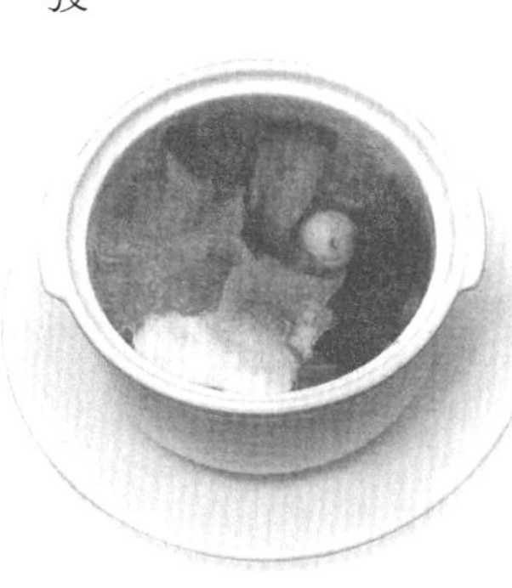

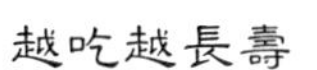
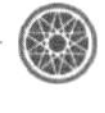
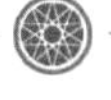

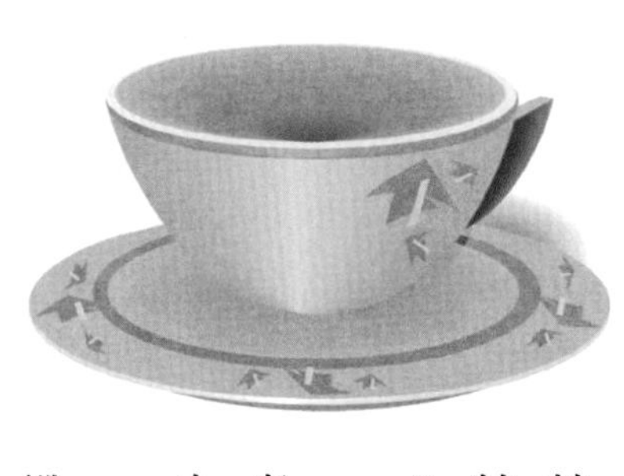

是老年人新陳代謝減慢，糖代謝也減慢；另外老年人活動量少，糖利用較差。二是老年人體內貯存脂肪量多而肌肉等貯糖、消耗糖的組織減少，增加了胰島素抵抗。三是隨著年齡的增加，胰島β細胞也會老化，細胞數量減少，故胰島功能會逐漸下降。

老年糖尿病大部分為Ⅱ型糖尿病，起病多隱匿，加上老年患者口渴中樞不敏感，故老年糖尿病患者起病時常沒有「三多一少」的典型症狀，而延誤最佳治療時機。

故老年人飲食宜低糖、低脂、低鹽，適當增加蛋白質及膳食纖維，並適當增加運動量，預防糖尿病。此外，還要定期檢查身體，化驗血糖，以便及早發現糖尿病。

【飲食原則】

●控制體重，控制食量

肥胖是糖尿病的一個有害因素，而過度消瘦又意味著營養不良，怎樣的身型才算是理想呢?下面這個很簡單的公式可以幫助我們進行自我監測。

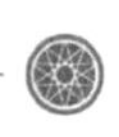
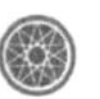
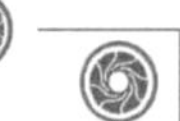

理想體重（公斤）＝身高（公分）－一〇五，把現時的體重與理想體重比較，就可以知道自己的體重是否合乎理想了。（最好把體重控制在理想體重的百分之九十五～一〇五範圍內）調整飲食和運動可以幫助你減肥或增肥，這最好在醫生指導下進行。

控制食量是指在醫生協助下，根據你的身高、體重及活動量，製訂出一個既可以供給足夠的營養，又可以減輕你的胰腺負擔的飲食方案，你應按規定的份量進食。在一般情況下不應任意加減。

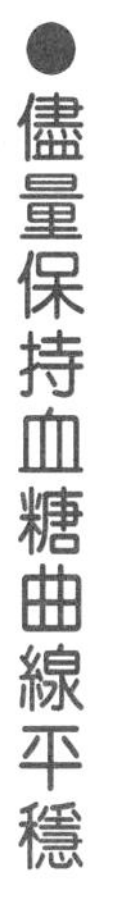

●儘量保持血糖曲線平穩

正常人饑餓時血糖處於低值，每一次進食後，血糖都會升高，此時胰腺便會分泌胰島素以降低血糖。由於糖尿病患者體內胰島素不足或對胰島素不敏感，餐前餐後血糖波動就更大，這對糖尿病是很不利的，怎樣才能避免呢？有以下幾個措施：

少吃多餐，同樣的份量，分次吃完會比一次吃完的效果好；多選用含膳食纖維的食物，因為膳食纖維可以減慢食物的吸收，延緩血糖的升高，同時又能降低膽固醇，通利大便。富含膳食纖

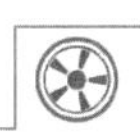
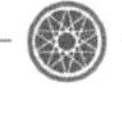

維的食物有：粗糧、糙米、紅米、蔬菜、麥片、麥麩、豆類等。

●少食多餐

在確定了每日總量後，患者應儘量少食多餐（每日至少五～六次），這對保持血糖穩定是大有好處的。可將每餐的食物分成三份，主餐時先吃其中的兩份，留出一份放到加餐。為了食用方便，可將食物整體分成幾份。例如：

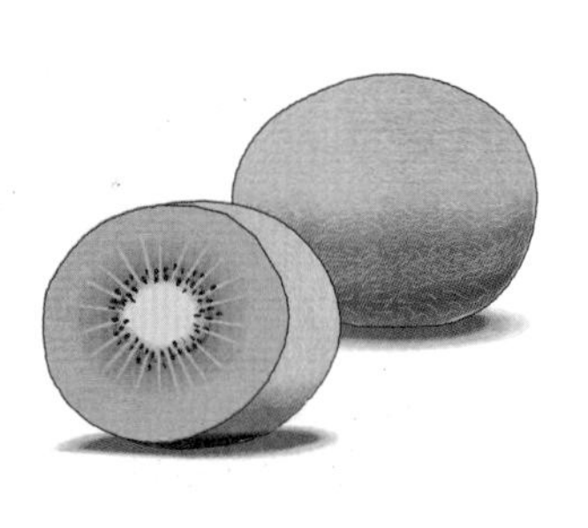

早餐：牛奶二五〇毫升、煮雞蛋一個、燕麥片五十克，可先食牛奶煮燕麥片，加餐時再吃煮雞蛋。

午餐：米飯、蔬菜、魚或肉等，主餐時可少吃二五克米飯，午睡後就可吃一個中等大小（一〇〇～一二五克）的水果（如蘋果、柳丁、梨、奇異果、柚子等）。考慮到水果含有百分之六左右的葡萄糖，如果患者每日吃一～二個中等大小的水果，則需減主食二五克。

晚餐同午餐，留出的量可根據個人的喜好，睡前半小時加服一小紙杯優酪乳（最好無糖的），或者兩塊餅乾加一小杯牛奶，也可吃一個水果。

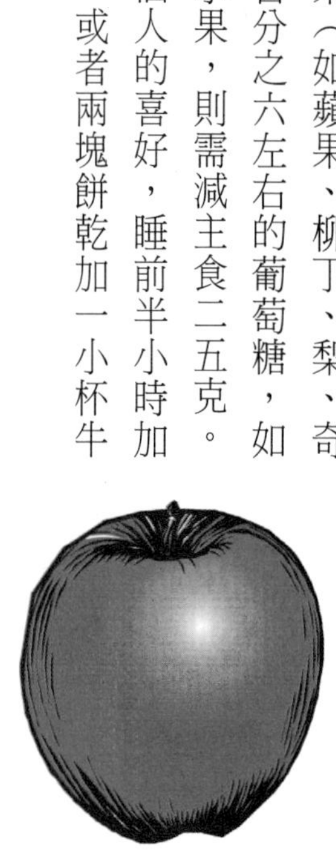

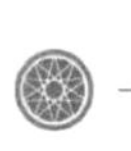
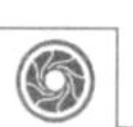

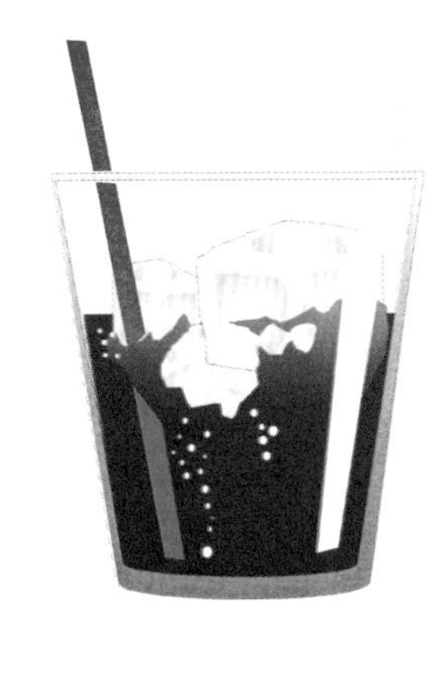

●不宜吃易於使血糖迅速升高的食物

白糖、紅糖、冰糖、葡萄糖、麥芽糖、蜂蜜、巧克力、奶糖、水果糖、蜜餞、水果罐頭、汽水、果汁、甜飲料、果醬、冰淇淋、甜餅乾、蛋糕、甜麵包及糖製糕點等。

●不宜吃易使血脂升高的食物

牛油、羊油、豬油、黃油、奶油、肥肉等富含膽固醇的食物，應該不用或少用，防止動脈硬化性心臟病的發生。

●不宜飲酒

因為酒中所含的酒精不含其他營養素只供熱量，長期飲用對肝臟不利，而且易引起血清甘油三脂的升高。少數服磺脲類降糖藥的病人，飲酒後易出現心慌、氣短、面頰紅燥等反應。注意，胰島素的患者空腹飲酒易引起低血糖。

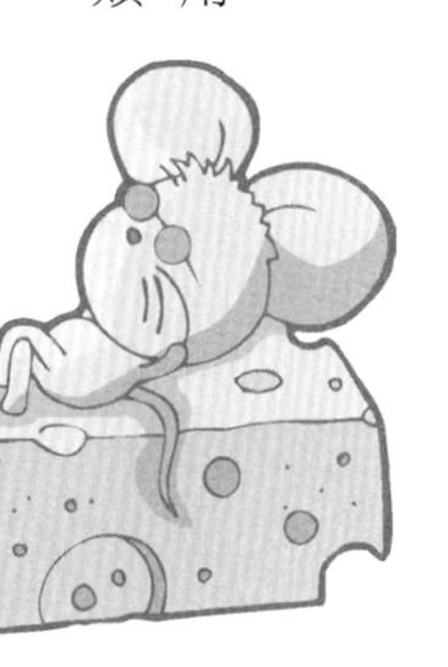

●適宜吃大豆及其製品

這類食品除富含蛋白質、無機鹽、維生素之外，在豆油中還有較多的不飽和脂肪酸，既能降低血膽固醇，又能降低血甘油三脂，所含的谷固醇也有降脂作用。

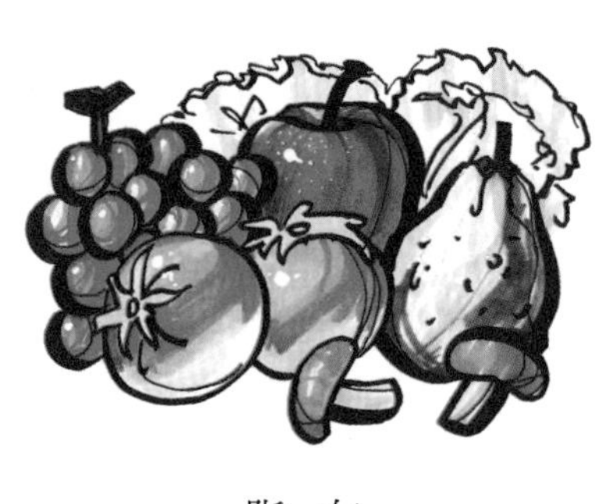

●適宜吃粗雜糖

如莜麥麵、蕎麥麵、熱麥片、玉米麵等含多種微量元素、維生素B和食用纖維。實驗證明，它們有延緩血糖升高的作用。可用玉米麵、豆麵、白麵按二：二：一的比例做成三合麵饅頭、烙餅、麵條，長期食用，既有利於降糖降脂，又能減少饑餓感。

●應少吃或不吃水果

因水果中含有較多的碳水化合物，並且主要是葡萄糖、蔗糖、澱粉。食後消化吸收的速度快，可迅速導致血

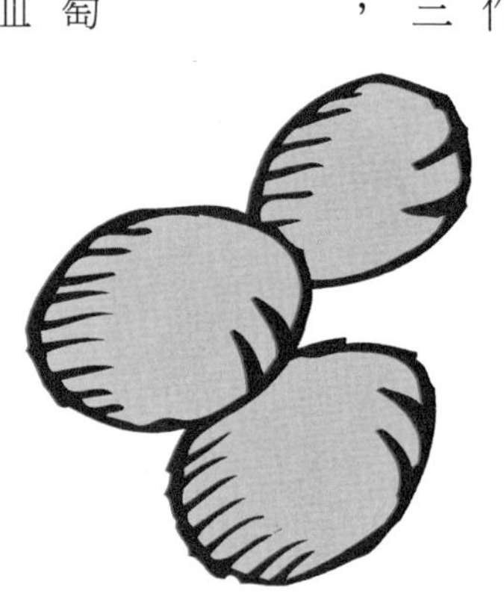

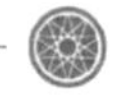
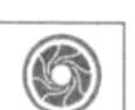

糖升高，對糖尿病病人不利。所以，糖尿病一般不宜多吃水果。但是，由於水果中含有較多的果膠，果膠有延緩葡萄糖吸收的作用，因此，在病情穩定時可以少吃一些水果。

吃水果時，要以含糖量低為選擇原則。同時，還要根據其含糖量，計算其熱量。換算成主食，減少或扣除主食的量，以保持總熱量不變。不宜每餐都吃水果，一般認為在兩餐之間（血糖下降時）少量服用較為合適。

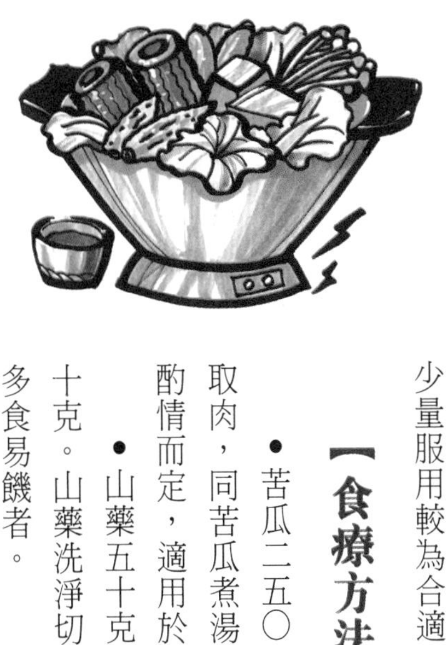

【食療方法】

- 苦瓜二五〇克，蚌肉一百克。活蚌用清水養兩天除泥味後取肉，同苦瓜煮湯；以鹽油調味。喝湯吃苦瓜和蚌肉。食用天數酌情而定，適用於上消型，養陰清熱，潤燥止渴。
- 山藥五十克～六十克（鮮品一百克～一二〇克）、粳米六十克。山藥洗淨切成片，同粳米煮成粥。供四季早餐食用，用於多食易饑者。

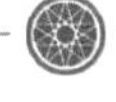
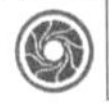

痛風是中老年高發的疾病，尤其是老年患者，是一個特殊的群體，臨床表現與中青年患者有所不同，主要表現在：老年慢性痛風主要是多基因遺傳性腎臟排尿酸障礙，其次是多基因遺傳性尿酸產生過多，這類患者往往有較長病史；老年患者繼發性痛風較多，老年患者中女性痛風占較大比例，這是由於女性患者痛風大多發生於停經期後的緣故；老年患者常有痛風前驅症狀，表現為游走性關節刺痛、低熱乏力、皮膚潮紅、瘙癢等，老年患者影響多關節者較多。

老年患者較易影響手部小關節，其中老年女性更為多見，有時與骨性關節炎較難鑒別，關節邊緣的侵入性改變和骨溶解是痛風的特徵性改變；老年患者在疾病早期極易發生痛風石，且可以發生在非典型部位；老年患者的發病常與長期使用利尿劑或與腎功能減退有關。

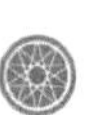
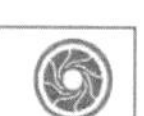

長期使用利尿劑的原因主要是合併高血壓和心臟病；老年患者常有高血壓、動脈硬化、糖尿病和不同程度腎功能不全，應考慮痛風和這些伴發病在治療上的矛盾及藥物的相互作用，不能忽視對原發病的診治，老年人易發生泌尿系感染，更易形成腎結石；老年患者痛閾值升高，致關節疼痛感覺減輕，較少有強烈的關節劇痛，以鈍痛的慢性關節炎較多見，易與常見的骨關節炎等其他類型關節炎混淆，有時須經關節腔抽液檢出尿酸鹽結晶才確診；老年患者可因動脈硬化而導致肢端血運不暢，痛風性關節炎會表現為關節持續紅腫，如繼發感染，則易形成慢性潰瘍，應注意與慢性骨髓炎、丹毒等鑒別。

四十歲以後血尿酸升高，五十歲可達生理性峰值，老年人可因偶然高蛋白飲食而造成一時性高尿酸血症，故不能只依據一次血尿酸升高就輕率診斷痛風。

【飲食原則】

●限制高嘌呤食物

如肝臟、腎、胰、腦等動物臟器以及濃肉湯、雞湯、肉浸膏、沙丁魚、魚子

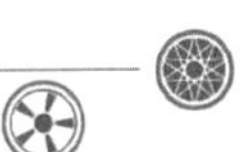
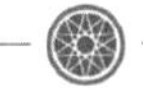
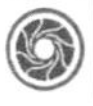

等。或採用去嘌呤措施，對含嘌呤高的食品，食用時先加水煮燉，棄湯食之或反覆煮燉棄湯食之。

植物性食物中，全穀、乾豆、菜花、菠菜等也含一定量嘌呤，也要適當限制。

●限制總熱量

一般情況下痛風患者均較胖，故應限制總熱量攝入，控制肥胖。

●限制脂肪攝入

因為脂肪能阻止腎臟對尿酸的排泄。

●限制蛋白質

以每日每千克體重一克蛋白質為宜，病情重時可限制在○・八克以內，且以植物蛋白為主，而牛奶、雞蛋因無細胞核，嘌呤含量低，可隨意選用。

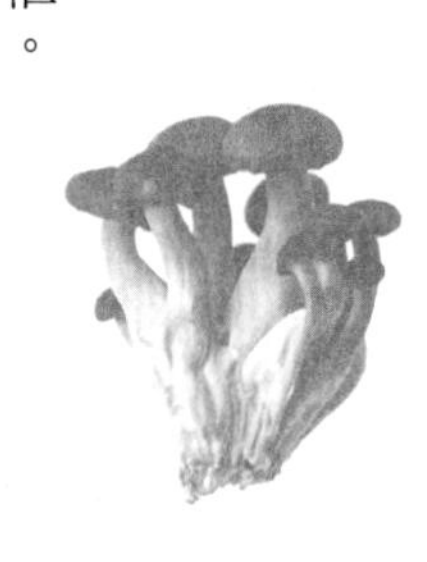

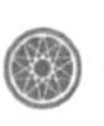
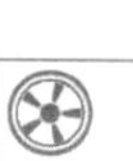
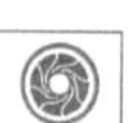

●大量提供B群維生素及維生素C

使組織中沉積的尿酸鹽溶解。

●多吃一些鹼性食品

如蔬菜、水果、礦泉水等，因為鹼性環境中尿酸鹽易溶解，在酸性條件下易結晶。

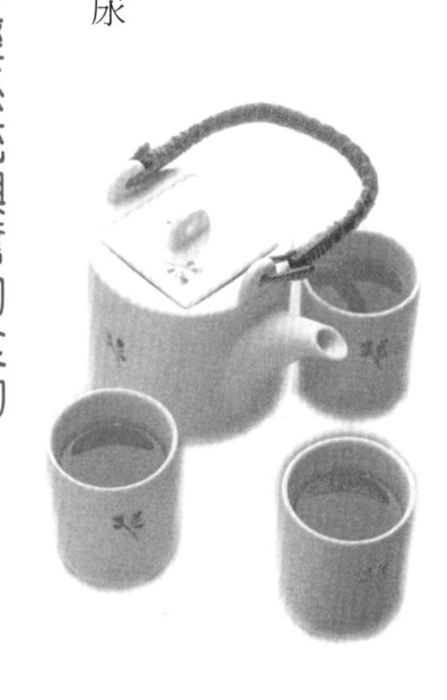

●禁用能使神經系統興奮的食物

如濃茶、咖啡、辛辣刺激性食物及酒等。

●儘量多飲水

每日攝入量可在三千毫升以上，以促進尿酸鹽排出。

【食療方法】

痛風患者對飲食一定也要有所講究，但也不是什麼都

不能吃，像蔬菜、水果類則多吃無妨，以下介紹兩道有助於痛風患者的食療方：

●取適量的薏米仁和白米，兩者的比例約為三：一，薏米仁先用水浸泡四~五小時，白米浸泡三十分鐘，然後兩者混合，加水一起熬煮成粥。

●取玉米或玉米鬚、根、葉一百克煎湯代茶，經常飲服有助於排除尿酸。

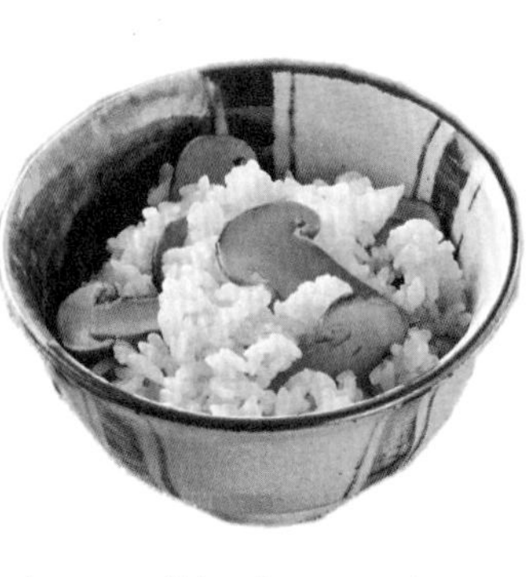

巧用飲食調理老年人失眠

進入老年，不單睡眠時間越來越短，而且失眠現象時有發生。失眠有多種方式，一種是入睡困難；一種雖能即時睡眠，但睡得很淺；另一種入睡容易，但醒得早；還有的老年人訴通宵不眠。

引起失眠的原因較多：心理因素，如思慮過多等；環

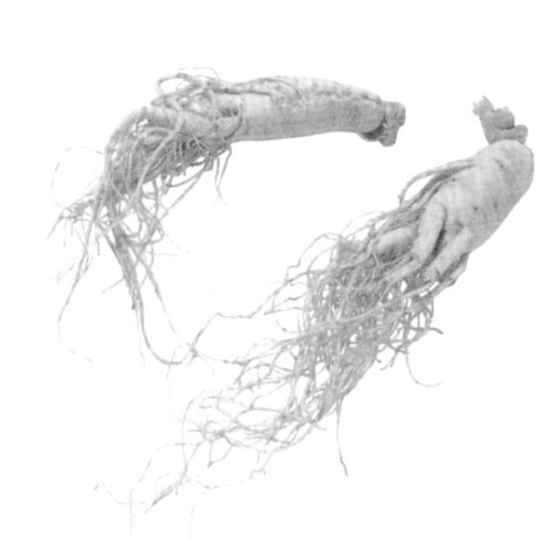

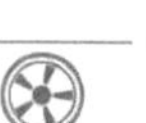
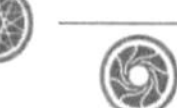

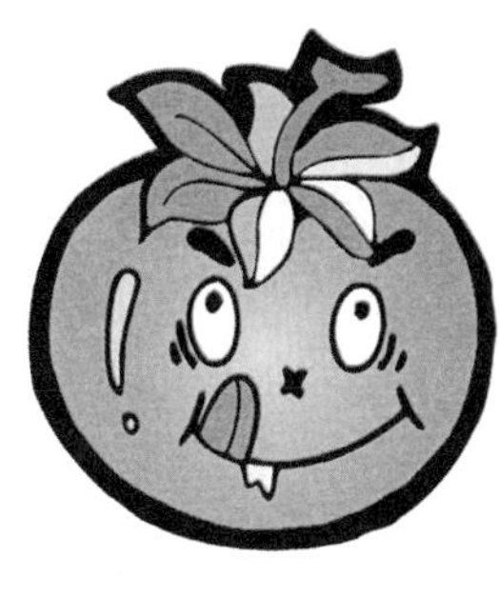
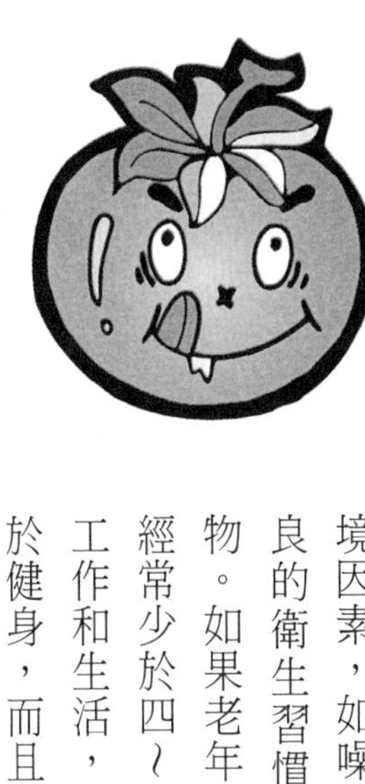

境因素，如噪音等；身體因素，如疼痛、咳嗽、尿頻等；不良的衛生習慣如喝濃茶、睡前打撲克、打麻將等；服用藥物。如果老年人間斷或一二次失眠無需處理，夜間睡眠時間經常少於四~五／小時，起床後頭昏腦脹，疲乏無力，影響工作和生活，就應治療。用飲食療法既有利於催眠，又有利於健身，而且無副作用。

【飲食原則】

●日常膳食應以清淡宜消化者爲主

如：豆類、奶類、穀類、蛋類、魚類、冬瓜、菠菜、蘋果、橘子等。

●晚餐不可過飽，睡前不宜進食，不宜大量飲水

避免因胃腸的刺激而興奮大腦皮質，或夜尿增多而入睡困難。飲食宜清淡，以平補為主，使自己保持比較安定的情緒。

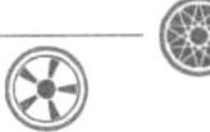

●少吃油膩、煎炸燻烤食品，避免吃辛辣有刺激性的溫燥食品如：濃茶、咖啡，忌食胡椒、蔥、蒜、辣椒等刺激性食物。

【食療方法】

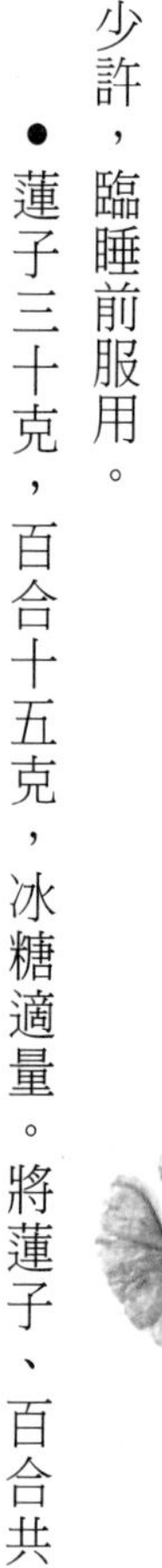

●鮮百合五十克，加蜂蜜一～二匙拌合，蒸熟，臨睡前服。

●核桃仁十克，黑芝麻十克，桑葉六十克，共攪成泥狀，加白糖少許，臨睡前服用。

●蓮子三十克，百合十五克，冰糖適量。將蓮子、百合共煮成湯，加冰糖調味，臨睡前服，每日兩次。

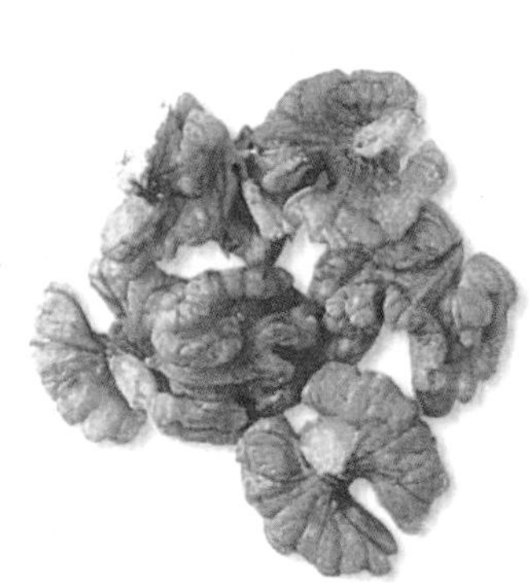

●酸棗仁三十克，粳米五十克，紅糖適量。將酸棗仁搗碎用紗布袋包紮，與粳米同入砂鍋內，加水五百毫升，煮至米爛湯稠停火，然後取出紗布袋不用，加紅糖，蓋緊蓋，燜五分鐘即可。每晚臨睡前一小時，溫熱服。

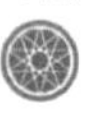
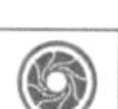

巧用飲食調理老年性癡呆

老年性癡呆，是指老年人因腦功能障礙而產生的智慧減退，是腦的老化直接發展成腦萎縮性精神障礙的一種疾病。

據調查，六十五歲以上百分之六有癡呆，八十歲以上百分之二十有癡呆，癡呆早期表現是記憶力減退，好忘事情，注意力不集中，好走神，行動遲緩，反應遲鈍，面無表情或表情呆板，情緒不穩定，這時老人本人和家人都不以為意，認為是正常現象，是自然衰老，其實是中度癡呆了。到了後期，不認識路，找不到家門，不認識人，甚至連自己兒女都不認識，已是嚴重癡呆了。

老年性癡呆至今仍是人類無法戰勝的疾病之一，發病的具體原因未明，治療上也幾乎沒有任何辦法。因此，預防老年性癡呆是一項長期工程，在平時要養成良好的生活習慣，除在飲食上多下點功

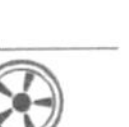
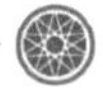
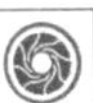

夫外，在工作上要注意多用腦，開發智力，學習知識，保持神經細胞的活躍性，並加強體育鍛鍊，提高機體的抵抗力，適當參與一定社交活動，保持樂觀、開朗的心情，同時還應注意謹慎用藥，防止藥物中毒。

【飲食原則】

●多吃鮮魚、鮮蝦、鮮奶、瘦肉、蛋類、各種大豆及其製品等

這些食物不僅含有豐富的動植物蛋白，而且生物利用率較高，容易被機體所吸收消化。大豆及其製品中還含有大量的卵磷脂。卵磷脂一旦進入腦後就會釋放出乙酰膽鹼，有助於神經細胞的功能的改善，有利於思維敏捷，行動靈活，所以建議多食豆類及其製品；雞蛋的蛋黃中也富含卵磷脂，但因其含膽固醇高，故不能多吃。

●控制高脂肪食物的攝入

特別是動物性脂肪，如肥豬肉、豬油等。據世界衛生組織（WHO）推薦的脂肪酸的最佳比例一：一•五：一，脂肪供給

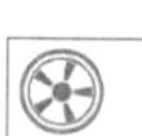
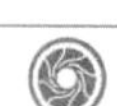
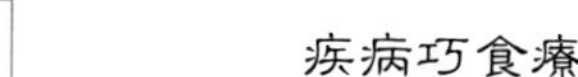

應以植物油為主。如豆油、玉米油、花生油、菜油、芝麻油、菜子油等。

●注意碳水化合物的供給

注意粗細搭配，除米麵主糧外，還應適當補充一些粗雜糧如小米、燕麥、玉米等。同時注意限制僅能產生熱能而無其他營養素的食糖。

●每天應進食五百克左右的蔬菜和水果

新鮮蔬菜是供給維生素的重要來源。維生素B_1參與各種營養代謝，是多種重要的熱能代謝酶類的輔酶，可抑制膽鹼脂酶的活性，富含維生素B_1的食物有穀類、豆類、乾果、動物內臟等；維生素C和維生素E為天然抗氧化、抗衰老的保護劑，對本病起著不可替代的預防和治療作用，且維生素C可增加血管的韌性，使血管的彈性增強、脆性減少，可預防出血，維生素E能抗凝血、增強免疫力、改善末梢循環，防止動脈粥樣硬化。

富含維生素C和維生素E的食物有綠色蔬菜、辣椒、苦瓜、山楂、鮮棗、核桃、芝麻、花生等。

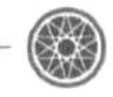
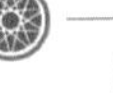

●飲食宜清淡可口

少煎、炸，多蒸、煮，並注意色香味的調節，多種食物互補，在增進食慾的同時；保證營養的供給。

飲食中忌高鹽，每日鹽的攝入量控制在二～四克，適當增加含鈣、鐵、鋅等礦物質和微量元素的食物供給，如紫菜、海帶、黑木耳、香菇、金針菇等。香菇和金針菇有改善血液狀態、防癌、降脂、防治高血壓、抗疲勞和抗衰老的作用。

●限制吸菸

香菸中的尼古丁可透過血液循環進入大腦，久之會影響智力，且香菸對肺、支氣管危害較大。

酒精傷肝、傷腦，進入大腦，可導致神經基底核發生不可逆的病理改變，酒精可促進肝內脂肪生成，刺激極低密度脂蛋白（VLDL）合成，引起脂肪肝和高甘油三酯血症，故而老年人生活中應忌菸酒，養成良好的生活習慣。

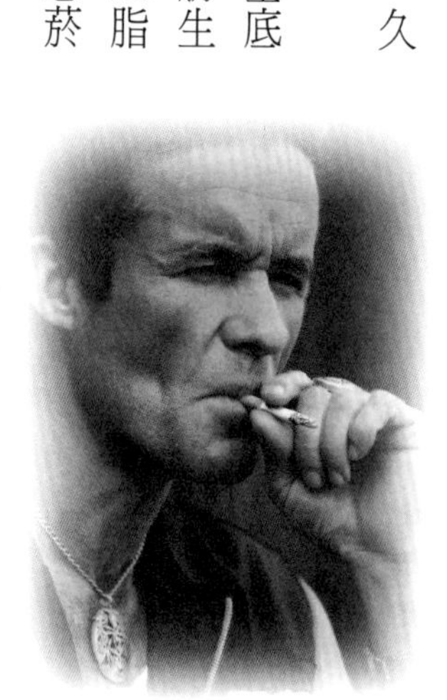

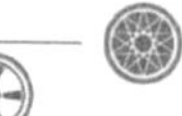
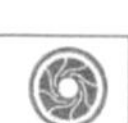

●選擇具有滋補肝腎，填髓健腦的中藥和食物

如枸杞子、鹿角膠、龜膠、蓮子、山藥、黃芪、茯苓、胡麻仁、桃核、紫菜、海帶、大棗、百合、桑椹、紅豆等藥食兼宜之品。

●多吃臭豆腐

臭豆腐一經製成，營養成分最顯著的變化是合成了大量維生素B_{12}。每一百克臭豆腐含十微克維生素B_{12}左右。缺乏維生素B_{12}可以加速大腦老化進程，從而引起老年性癡呆。除動物性食物，如肉、蛋，奶、魚、蝦含有較多維生素B_{12}外，發酵後的豆製品也可產生大量維生素B_{12}，尤其是臭豆腐含量更高。吃些臭豆腐，對預防老年癡呆有積極作用。

●多吃魚

加拿大科學家的一項最新研究表明，常吃魚的人腦筋較不易退化，甚至可以改善阿茲海默症的症狀，對預防老年癡呆有所幫

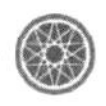
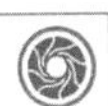

助，因為這些食物中含有較高的脂肪酸。

據此間媒體報導，加拿大有關高校與醫院的專家對七十多位老年癡呆症患者進行研究後發現，他們腦部的ＤＨＡ水準比正常人低。ＤＨＡ是一種多價不飽和脂肪酸。魚類、魚油、雞蛋中都含豐富的ＤＨＡ，三文魚和金槍魚等含量尤高。研究小組建議，既然有相當強力的證據顯示吃魚有預防癡呆症的好處，大家就應該多吃魚，尤其是高油脂的魚，例如鮭魚、鱒魚和鮪魚。

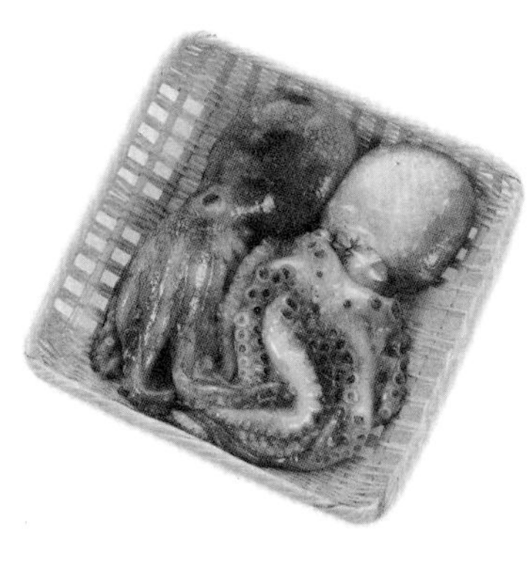

●嚼口香糖

大腦中海馬細胞的功能衰退，是老年人記憶力下降的組織學原因。日本大學的一項研究顯示：咀嚼也許能預防老年人記憶力衰退。研究者給一組成年鼠和小鼠拔去磨牙，以破壞它們咀嚼研磨食物的功能；另一組成年鼠和小鼠不作任何處理，順其自然發展，作為對照組。給這兩組老鼠餵以同樣的食物後，再讓它們作遊迷宮實驗，結果拔掉磨牙一組老鼠的記憶力明顯

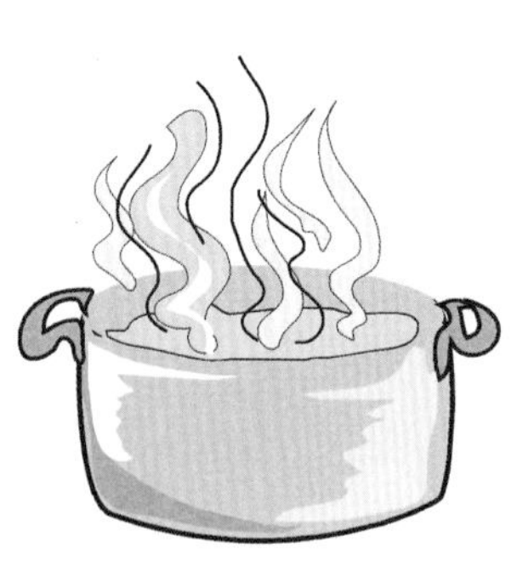

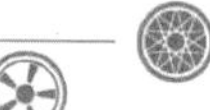
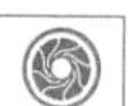

不如另一組老鼠。

受到這個實驗結果的啟發，研究人員用磁共振顯像技術，觀察到人在咀嚼時腦內海馬部的活動信號增強。因此，他們認為常嚼口香糖是一種不增加進食量，又能刺激海馬功能的好方法，對預防老年性癡呆有幫助。

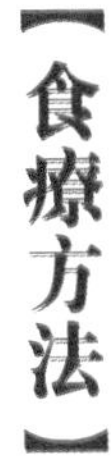

【食療方法】

●胡桃仁、何首烏各十五克，天麻六克，豬腦一副，調味品適量。將天麻切片，何首烏布包，豬腦去筋膜備用，鍋中放清水，天麻，胡桃，何首烏，文火燉沸後，下豬腦，煮至腦熟，去藥包，調味服食。可以臟補臟，以形活形，養血補腎，育陰填精，適用於老年人五臟虧虛，髓海不充所引起的心悸，失眠，記憶下降，癡呆、健忘等。

●豬脊髓二百克，甲魚一隻，調味品適量。將甲魚用沸水燙死，去甲殼，內臟，頭、爪，豬脊髓洗淨備用，將甲魚肉與蔥，薑同放鍋中，武火燒沸後，改文火煮至甲魚肉待熟時，下豬脊髓，煮沸，再下胡椒，味精、精鹽、料酒等，煮熟服食。

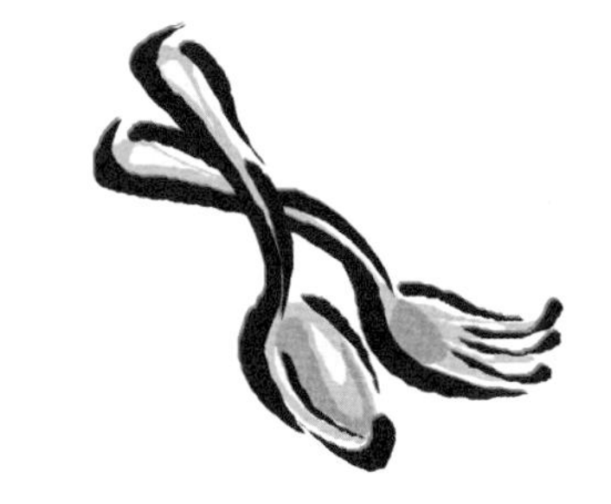

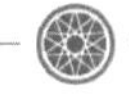

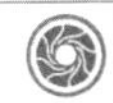

可補氣血，填腎精，強腰脊，聰腦目，對老年性癡呆，腦動脈硬化，腦萎縮等，有良好的補益食療作用。

巧用飲食調理老年性骨質疏鬆症

骨質疏鬆症是中老年常見的代謝性骨病，多見於停經期婦女，男子骨質疏鬆症的發生率僅為婦女的六分之一。在一般外力作用下，骨質疏鬆者即可發生骨折。停經後婦女發生骨質疏鬆症與內源性雌激素有關，雌激素的減少，對破骨細胞的抑制作用減弱，破骨細胞相對加強，破骨與成骨明顯失衡，出現骨的吸收增加，骨的形成減少，導致骨質逐漸丟失。

提倡飲食治療是預防和治療骨質疏鬆症的關鍵，是提高生活品質，增加生活樂趣的重要途徑。缺鈣是造成中老年人骨質疏鬆症的重要原因之一，由於我國傳統的膳食結構是以穀類食物為主，含鈣量低，而蔬菜中的草酸及植物纖維的大量攝入又影響了鈣質的吸收，加上中老年人消化系統功能減退，胃液和消化酶分

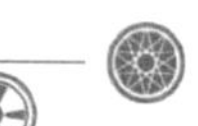
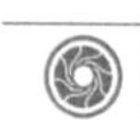

泌減少，也影響到鈣的吸收和利用，使中老年人容易缺鈣。

在現代生活中，我們希望老年人和缺鈣人每天每千克體重要補鈣十五毫克。因此中老年人應從飲食中科學的調配含鈣豐富的食物，如牛奶及各種乳製品，豆及豆製品，海產品、魚、蝦、螃蟹、海帶及堅果類食品。

【飲食原則】

中醫認為「腎主骨」，骨質疏鬆症為腎氣衰弱所致。

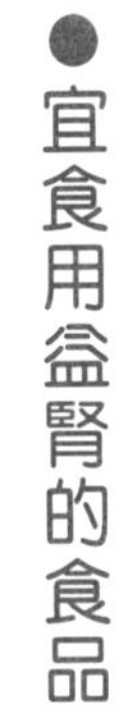

●宜食用益腎的食品

如核桃仁、芝麻、黑木耳、狗肉、鴿肉、海蝦、淡菜等。

●宜食用含鈣豐富的食物

為適應中老年人的消化吸收功能，宜食用健脾養胃的食物，如山藥、扁豆等。

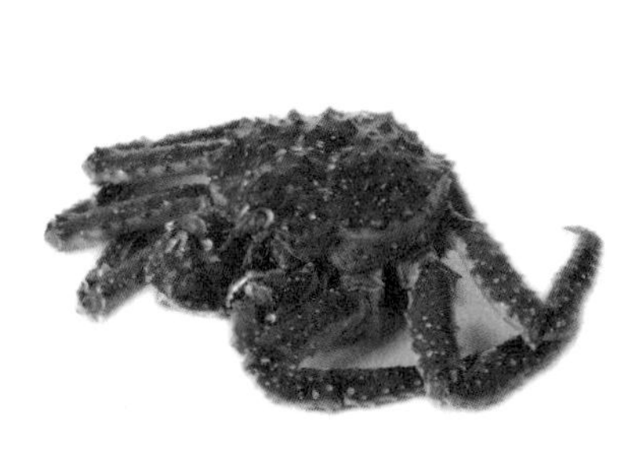

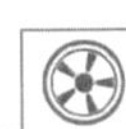
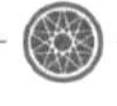
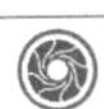

●飲食宜清淡平和，避免葷腥油膩的食物

辛辣燒烤食物耗陰，均應節制。

【食療方法】

●烏雞一隻，地黃二五○克，飴糖適量。將雞去毛及內臟，洗淨，地黃與飴糖和勻置雞腹中，逢合切口，入鍋中煨燉，熟爛即成，食肉飲湯。本方具有補腎填精之效，用於腎精不足者。

●千金拔、金狗脊各八十克，豬尾一條。將豬尾去毛洗淨，與千金拔、金狗脊共煲煮。吃肉喝湯。本方具有溫腎壯陽，強筋壯骨功效，用於腎陽不足之骨質疏鬆症者。

●豬骨兩份，黃豆、黑豆各一份，文火燒爛，五味調和，酌情食用。該方有補腎填精之功能，主治腎精不足者。

●羊脊骨一副，肉蓯蓉三十克，菟絲子三十克。羊脊骨洗淨，捶碎，與蓯蓉、菟絲子共用水熬汁，去渣，入大米適量，煮粥，入五味，可經常食用。該方有溫腎壯陽，填精補髓之效，適用腎陽虛證之骨質疏鬆症者。

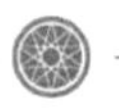
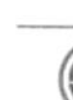

●核桃仁一百克，沸水浸泡後撕去表皮，瀝乾。芝麻五十克，白糖三十克，同搗和，每日兩次，各十五克。適用於骨質疏鬆而隱隱腰痛酸軟者。

●豬脊髓一百克，黨參五克，菟絲子五克，熟地五克，鹽適量，隔水燉四小時。適用於骨質疏鬆症患者冬令調攝。

●龜板一百克，雞蛋殼一百克，洗淨瀝乾後炙酥研細末，白糖五十克和勻，每日兩次，每次五克。適用於骨質疏鬆和骨折中後期患者。

●泥鰍二五〇克、大豆腐二五〇克、食鹽二克。先將泥鰍去內臟，洗淨置鍋中，加清水和少量食鹽燉至半熟，加大豆腐，燉至泥鰍爛即可。每日兩次食服。大豆腐含有植物雌激素，泥鰍含有優質動物蛋白質和鈣，是提供人體合成維生素D的原料。適用於婦女更年期骨質疏鬆症的治療。

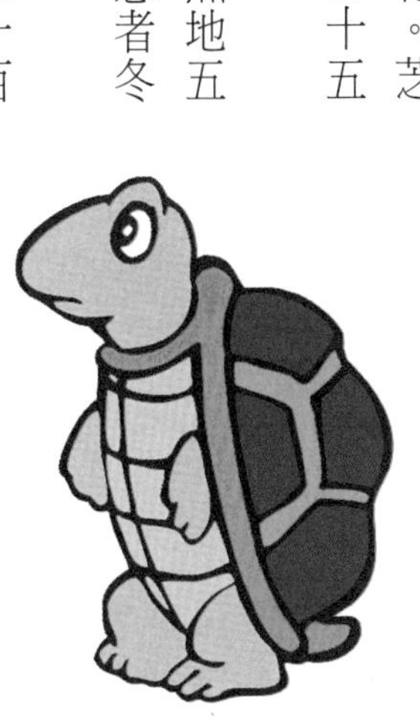

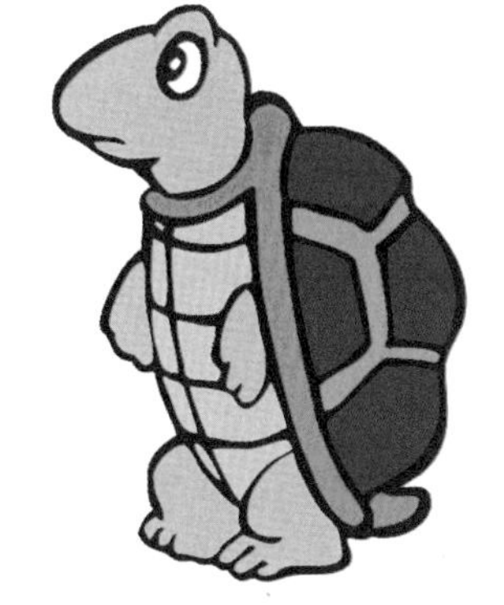

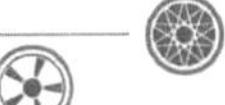

國家圖書館出版品預行編目資料

越吃越長壽／郭武備　張靜茹　編著
——初版，——臺北市，大展，2008〔民97・02〕
面；21公分，——（健康加油站；24）
ISBN 978-957-468-587-5（平裝）
1.食療　2.長生法
418.91　　96024048

越吃越長壽

ISBN 978-957-468-587-5

編　　著／郭武備　張靜茹
責任編輯／劉　玲　程華萍
發 行 人／蔡森明
出 版 者／大展出版社有限公司
社　　址／台北市北投區（石牌）致遠一路2段12巷1號
電　　話／（02）28236031・28236033・28233123
傳　　眞／（02）28272069
郵政劃撥／01669551
網　　址／www.dah-jaan.com.tw
E-mail／service@dah-jaan.com.tw
登 記 證／局版臺業字第2171號
承 印 者／傳興印刷有限公司
裝　　訂／建鑫裝訂有限公司
排 版 者／弘益電腦排版有限公司
授 權 者／湖北科學技術出版社
初版1刷／2008年（民97年）2月

定　價／200元

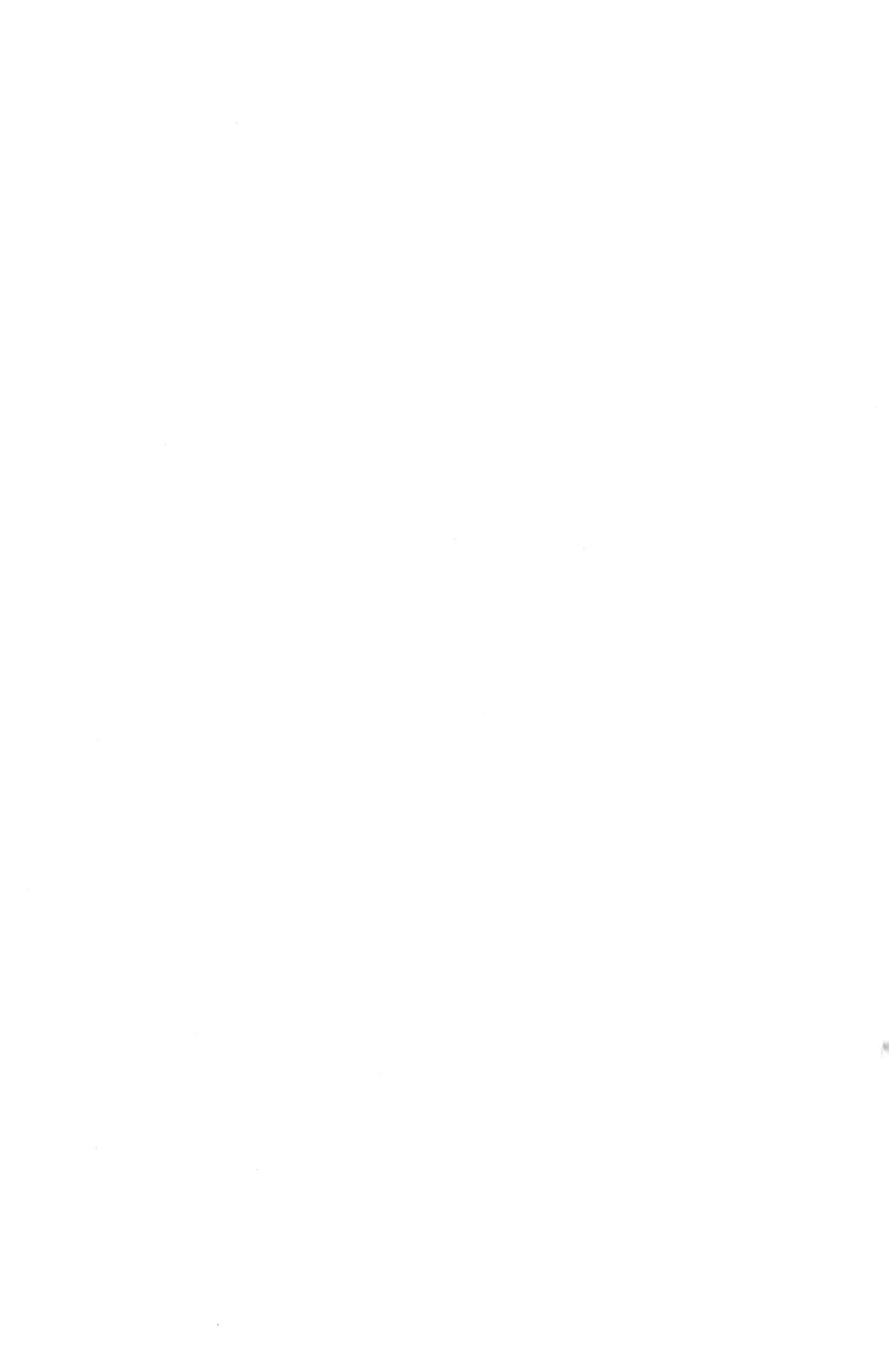

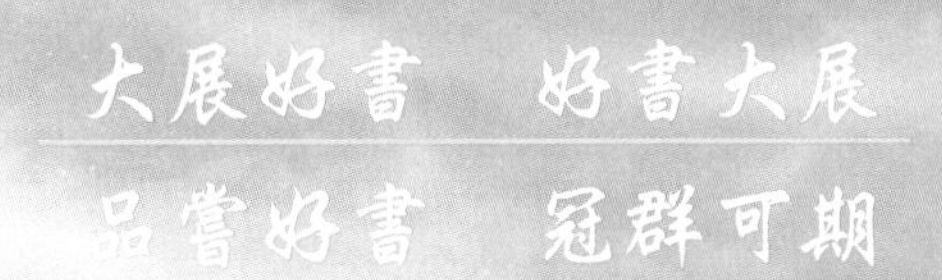
大展好書　好書大展
品嘗好書　冠群可期

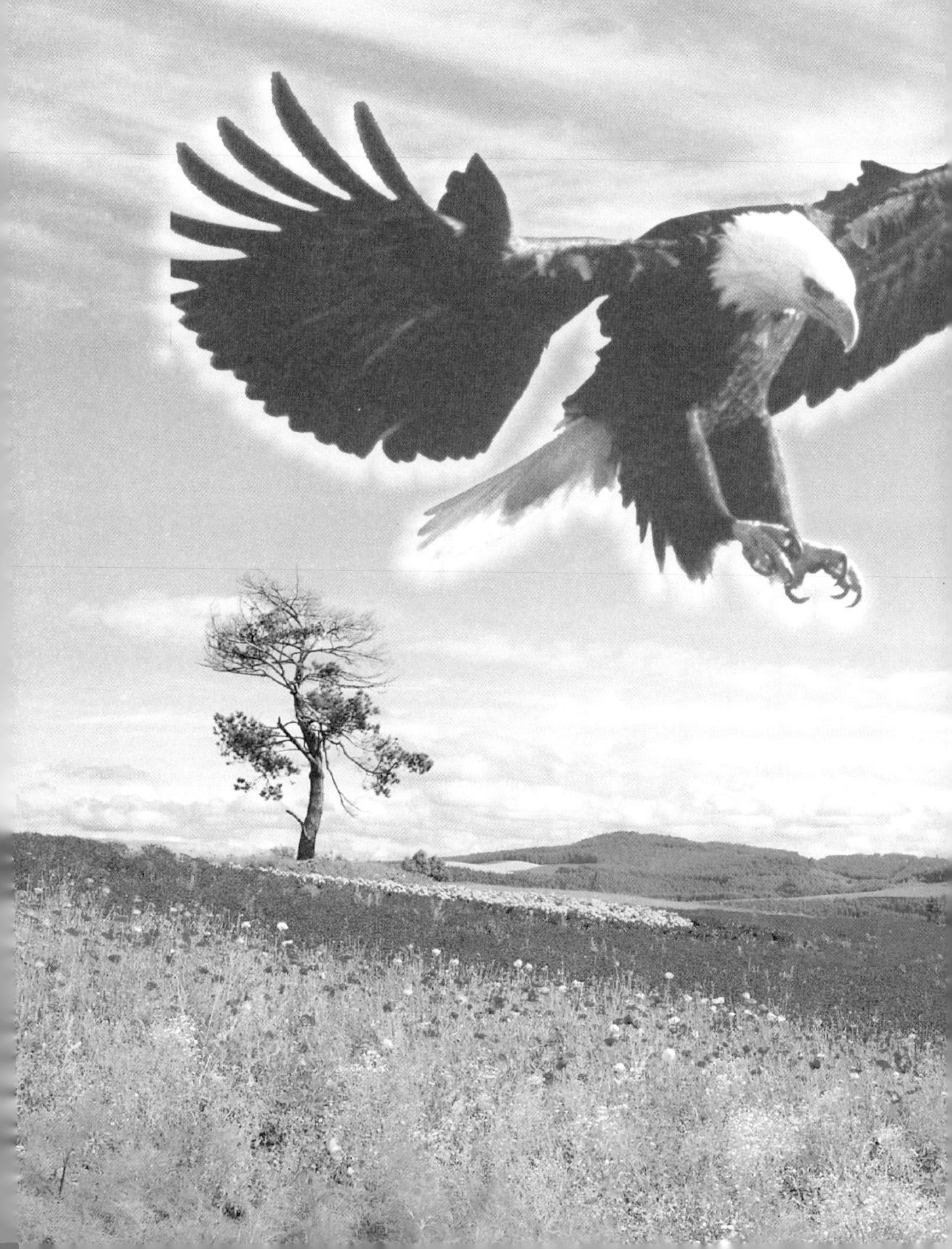